Emagrecimento:
Quebrando Mitos e Mudando Paradigmas

Paulo Gentil

3ª edição

O autor

O professor Paulo Roberto Viana Gentil é graduado em Educação Física pela Universidade de Brasília, tendo complementado sua formação com cursos de Pós-Graduação *lato sensu* em Musculação e Treinamento de Força e em Fisiologia do Exercício, Mestrado em Educação Física pela Universidade Católica de Brasília e Doutorado em Ciências da Saúde pela Universidade de Brasília.

Com quase duas décadas de experiência prática, atuou como professor e coordenador em diversas academias, participou da preparação de diversos atletas de nível nacional e internacional, além de ser presidente do Grupo de Estudos Avançados em Saúde e Exercício (GEASE).

O professor é autor de diversas pesquisas e artigos científicos, com destaque para suas publicações na área do treinamento resistido, e também realiza palestras e treinamentos dentro e fora do Brasil.

Agradecimentos

Em primeiro lugar, agradeço à minha família pela concretização deste livro, assim como por todas as minhas realizações, que são e serão sempre a ela dedicadas.

Aos meus pais, Paulo (*in memorian*) e Ilma, a quem devo minhas qualidades e realizações. Por mais que passasse o resto da vida fazendo agradecimentos, eu jamais faria justiça à importância que tiveram, e têm, em minha vida.

À minha irmã, Cristiane, amiga antiga e certamente quem mais conviveu, e viveu, comigo.

Aos professores Elke Oliveira e Eduardo Porto, pela contribuição em capítulos desta obra.

Aos meus amigos, que sempre me acompanharam, mesmo que não fisicamente. Temo citar nomes, pois poderia cometer injustiças ao omitir o de alguém, mas assim que puder lhes agradecerei pessoalmente.

Prefácio

Foi um grande prazer escrever o prefácio de um livro que aborda assunto de tamanha importância, sobretudo por ter sido redigido por profissional e pesquisador cuja brilhante carreira e trabalhos de pesquisa venho acompanhando de perto e com bastante interesse.

Emagrecimento: Quebrando mitos e mudando paradigmas foi escrito para suprir uma lacuna na literatura atual e ajudar profissionais da área da saúde a melhor entenderem os efeitos da atividade física intensa e do treinamento com pesos no controle ponderal, como também auxiliá-los a desenvolverem programas específicos para melhorarem o desempenho humano e a saúde.

Como o próprio título expressa, este livro quebrará alguns mitos e mudará paradigmas sobre a importância do exercício no controle ponderal. O texto, para melhor compreensão do leitor, inicia com um panorama do tema, passa por uma revisão sobre metabolismo energético e sobre o papel do tecido adiposo na saúde - em uma abordagem que é pouco conhecida, apesar de ser de grande importância para a compreensão de como o excesso de peso pode interferir na saúde das pessoas - para, em seguida, tratar dos métodos para compreensão do papel da atividade física no emagrecimento.

Na segunda parte, abrange interessantemente e com muito embasamento científico o "fracasso" das abordagens aeróbicas no controle do peso corporal.

Nas últimas partes do livro, o autor mostra de forma clara e simples, com base na literatura científica atual, a importância da atividade física intensa e da musculação no emagrecimento, dando exemplos práticos e orientações para quem deseja prescrever e compreender a prescrição de exercícios.

Após a leitura, fiquei especialmente impressionado com este livro, pois inteligentemente combina teoria e prática. O material nestas páginas irá satisfazer qualquer um que tenha interesse em entender os princípios e a ciência da realização de atividade física e do treinamento com pesos no emagrecimento. Portanto, não posso deixar de recomendá-lo para profissionais do ramo da saúde e principalmente para aqueles da área da educação física que queiram aprender mais sobre como o exercício pode ajudar na melhoria da composição corporal.

Prof. Dr. Martim Bottaro

Índice

Introdução

A obesidade e o excesso de peso são fenômenos que se alastram de forma descontrolada na sociedade moderna, acarretam imenso prejuízo econômico e atuam negativamente em aspectos qualitativos e quantitativos da vida de milhões de pessoas. Além disso, não se pode negar que há uma tendência crescente de se procurarem meios de reduzir a gordura corporal com finalidades estéticas. O objetivo deste livro é trazer informações que ajudem no entendimento do processo de ganho e perda de peso e, principalmente, uma nova proposta cientificamente embasada de como praticar exercícios para obter resultados mais positivos na redução ponderal.

Houve dificuldade enorme na produção deste livro, pois em princípio foi necessário me desvencilhar de muito conhecimento que eu acreditava ser verdade absoluta e, depois, falar para as pessoas algo contrário ao que elas também acreditavam. Sinceramente, não sei qual das tarefas foi mais árdua. Na verdade, os conceitos deste livro foram descobertos muito antes dos conceitos apresentados no livro Bases Científicas do Treinamento de Hipertrofia, no entanto, foi necessário muito mais tempo tanto para apresentá-los em palestras quanto para colocá-los em um livro. Isso deveu-se ao tema ser bastante delicado, pois as teorias contestadas são extremamente arraigadas em nossas práticas e, por que não dizer, muito queridas pela maioria de nós.

Tudo se iniciou com a busca pelos fundamentos iniciais da prescrição de exercício para emagrecimento; a intenção era entender como começou para acompanhar a evolução dos conceitos e confirmar o que vinha sendo feito. No entanto, essa busca pelas bases teóricas trouxe mais duvidas do que certezas, mais negações do que afirmações, obrigando à ampliação da leitura e à dedicação de muitas horas de pesquisa até chegar à inequívoca conclusão de que algo estava errado. E é isso que será apresentado ao longo do livro, de maneira resumida.

Este livro segue um modelo pouco comum. Ao invés de tentar convencer o leitor com apelo emocional, jogos de linguagem ou técnicas de vendas, foi feita a opção de descrever estudos e apresentar dados científicos. De forma alguma há pretensão de se esgotar a literatura sobre o tema, os artigos apresentados foram selecionados conforme sua relevância, que pode ser devido ao contexto histórico, qualidade do trabalho, renome dos autores ou outros aspectos.

Para muitos, a leitura poderá parecer densa inicialmente; a despeito disso, tem-se que é importante a apresentação de uma quantidade considerável de informação, pois a obra propõe rompimento com um paradigma profundamente arraigado em nosso arcabouço teórico. Seria um desrespeito ao leitor se tal proposta fosse feita com base somente em opinião pessoal ou em citações superficiais.

Muitas sugestões são ideias pioneiras e, por vezes, chocam. No futuro, poderão ser questionadas após análises mais profundas, no entanto, o objetivo do livro não é construir uma verdade ou criar um modelo eterno, e sim provocar reflexões sobre tema tão importante para nossa sociedade e pouco debatido de forma aprofundada. Portanto, se algum autor investir seu tempo e energia para acrescentar informações, mesmo que contrárias às trazidas aqui, parte do objetivo do livro estará sendo cumprido.

Convido o leitor a participar da descoberta, mas peço que faça a leitura livre de pré-conceitos e que tente, na medida do possível, uma compreensão técnica e imparcial sem apego aos paradigmas dominantes. Lembre-se de que a ciência evolui constantemente e que uma teoria só é boa se ela descreve corretamente ampla gama de observações e consegue predizer adequadamente o resultado de novas observações (adaptada do conceito exposto por Stephen Hawkins); se uma teoria não consegue fazê-lo, então é hora de procurar outra que o faça.

Obesidade: Panorama do problema

Capítulo escrito em coautoria com a Msc. Elke Oliveira

O processo evolutivo do homem é caracterizado por constantes alterações na oferta de alimento. Nossos ancestrais mais remotos viviam predominantemente em árvores, em florestas com disponibilidade de alimentos relativamente alta e de baixa densidade calórica, como as frutas. Esse quadro foi se alterando gradativamente. Os *Australopithecus*, primeiros hominídeos conhecidos, enfrentaram mudanças climáticas que se refletiram em alterações ambientais determinantes, como a progressiva substituição de florestas por savanas e consequente diminuição da oferta de alimento. Para que a sobrevivência fosse possível, nossos ancestrais sofreram transformações físicas (adoção da postura ereta, diminuição da quantidade de pelos, bipedalismo...) e fisiológicas em resposta a essas mudanças ambientais. Os sucessores dos *Australopithecus* continuaram a sofrer com as alterações ambientais e seus corpos continuaram a se adaptar em termos morfológicos e funcionais. O *Homo Erectus*, por exemplo, atravessou períodos de clima adverso e escassez de alimentos, o que o obrigava a caminhar distâncias de até 15 quilômetros para obter alimentos. Essas mudanças progrediram no mesmo sentido até chegarem à nossa espécie, o *Homo Sapiens*, que, em princípio, seria ainda mais ativa que seus antecessores, como pode ser visto pelos forrageadores modernos (Cordain et al., 1998).

Percebe-se então que, no decorrer do processo evolutivo, o homem tornou-se mais ativo ao mesmo tempo em que os alimentos tornaram-se menos acessíveis. Para sobreviver, o homem precisaria ser mais eficiente, ou seja, gastar menos energia em repouso para poder realizar as longas caminhadas em busca de alimentos, bem como as demais atividades de seu cotidiano, as quais envolviam esforços de intensidade alta (lembrando, por exemplo, que ainda não se usavam alavancas ou roda para facilitar o trabalho braçal e multiplicar a força). A observação do metabolismo ao longo da pré-história reforça a hipótese: enquanto o *Australopithecus afarensis* gastava cerca de 63% da energia com o metabolismo de repouso, um forrageador moderno gasta apenas 46% (Cordain et al., 1998), ou seja, esses milhões de anos nos obrigaram a gastar menos energia em repouso para podermos usá-la na atividade física.

A partir destes dados podemos concluir que fomos geneticamente desenhados para sermos ativos e ingerir uma quantidade de alimentos relativamente baixa. No entanto, em poucos anos a situação ambiental foi alterada drasticamente. Em cerca de 10.000 anos deixamos de ser nômades e passamos a dominar a pecuária e a agricultura, com isso, a oferta de alimentos se tornou maior e a necessidade de praticar atividades físicas diminuiu de forma abrupta. Para se ter ideia, um homem sedentário gasta cerca de um terço da energia que um de nossos pares nômades gasta normalmente (Cordain et al., 1998). Hoje, o percentual de nosso metabolismo destinado às atividades físicas é ainda menor do que era para o *Australopithecus*, ou seja, em menos de 10 mil anos, nós fizemos um regressão metabólica de mais de 4.000.000 anos!

Essa velocidade de alteração não pôde ser acompanhada por uma reestruturação genética adequada. Segundo estudos em fósseis, a parte de nosso DNA associada ao metabolismo praticamente não mudou nos últimos 50.000 anos (Vigilant et al., 1991; Wilson & Cann, 1992), ou seja, a inter-relação entre ingestão calórica e gasto energético é praticamente a mesma desde a idade das pedras. No entanto, em menos de 100 anos, os aparelhos que diminuem o esforço em casa e no trabalho, os transportes motorizados e as atividades recreativas cada vez mais sedentárias (cinema, teatro, videogame, etc) reduziram a quantidade de esforços físicos a um nível muito menor em comparação com o qual nosso genoma foi selecionado. Ao mesmo tempo, houve aumento da disponibilidade de alimentos, especialmente os de alta densidade calórica. Nas sociedades industrializadas, a atividade física tornou-se extraordinária para a maioria das pessoas, separada das outras tarefas do dia a dia. Para os nossos antepassados, ao contrário, realizar esforços físicos (caçar, colher, carregar, cavar, etc) era um aspecto integral da vida e obrigatório para sobrevivência.

Outra hipótese, aventada por Speakman (2007), sugere que a remoção do risco de predação também pode ter influenciado na evolução da obesidade. Na presença de predadores, o acúmulo excessivo de gordura dificultaria a sobrevivência, tendo em vista a maior dificuldade de fugir e de se esconder; quando os seres humanos adotaram comportamentos sociais, a mortalidade por predadores foi praticamente suprimida, com isso, genes que favoreceriam a obesidade puderam se propagar com mais facilidade (teoria evolucionista de Darwin, segundo a qual os genes seriam perpassados entre as futuras gerações).

A predisposição fisiológica, aliada à falta de atividade física, e os novos hábitos alimentares tornaram a biologia humana desordenada, o que afetou negativamente diversos sistemas (cardiovascular, esquelético, metabólico de carboidratos...) e contribuiu para o aumento da prevalência da obesidade e, consequentemente, das doenças crônico-degenerativas (Eaton et al., 1988; Ogden et al., 2006). Atualmente, a obesidade é considerada um ponto de gênese na etiologia de várias doenças metabólicas e um dos maiores problemas de saúde pública; sua complexidade e causas têm desafiado diversos especialistas da área de saúde (Nutrição, Educação Física, Psicologia, Medicina, etc).

Segundo o National Institutes of Health, um indivíduo é considerado obeso quando a quantidade de tecido adiposo aumenta numa proporção capaz de afetar sua saúde física e psicológica, diminuindo a expectativa de vida.

Uma estimativa de 2003 revelou que no mundo havia mais de 300 milhões de adultos obesos e além de um bilhão com excesso de peso. A taxa de obesidade triplicou comparada com dados de 1980 coletados nos países da América do Norte, Oriente Médio, Europa Oriental, Reino Unido, Ilhas do Pacifico, Austrália e China (OPAS, 2003). Em publicação de 1995, Monteiro et al. apresentaram estimativas de que o excesso de peso atingia cerca de 1/3 da população adulta (Monteiro et al., 1995) e essas projeções vêm crescendo rapidamente (Flegal et al., 2002; Mokdad et al., 2003; Ogden et al., 2006). Além de causar sofrimento a diversas pessoas, o impacto econômico do excesso de peso é alto. Nos países industrializados, os gastos com doenças relacionadas direta ou indiretamente à obesidade na idade adulta consomem entre 1% e 5% de todo orçamento de saúde pública (Kortt et al., 1998). No Brasil, os custos com hospitalização associada ao excesso de peso representam 3,02% dos gastos em homens e 5,83% dos custos em mulheres com idade entre 20 a 60 anos (Sichieri et al., 2007).

Nos Estados Unidos, em 1985, dados apontavam que poucas pessoas estavam obesas. Em 2001, 20 estados apresentaram uma prevalência de 15 a 19% da população; 29 estados, 20 a 24% e o estado de Mississippi já possuía mais de 25% com obesidade. Isso significa que o número de pessoas com IMC maior ou igual a 30 (início da classificação para obesidade de acordo com a OMS), aumentou mais de 60% em 20 anos (Mokdad et al., 2001). Em 2003, estes dados se tornaram alarmantes: 15 estados apresentavam 15 a 19% da população com obesidade, 31 com 20 a 24% e 4 com mais de 25% (Mokdad et al., 2003). Apesar dos esforços governamentais, a situação continua a se agravar de forma descontrolada. Relatório de 2006 indica que mais de dois terços da população estadunidense estava com sobrepeso e 30% era obesa, o que demonstra um aumento de cerca de 100% em 25 anos (Ogden et al., 2006)! E os dados recentes mostram que esses valores continuam a crescer. O relatório publicado em 2014 por Ogden et al. (2014) revela que 34,7% dos adultos e 17% das crianças estadunidenses são obesos.

No Brasil, infelizmente há poucos dados sobre o tema. Em 1989, segundo a Pesquisa de Orçamento Familiar do IBGE, 28% dos homens brasileiros e 38% das mulheres estavam acima do peso. Com relação à obesidade, Monteiro et al. (2003) apontam que, entre 1975 e 1997, a prevalência foi de 8 para 13% nas mulheres e de 3 para 7% nos homens, sendo o maior aumento encontrado nas crianças, que passou de 3 para 15%. Em 2003, esse número aumentou, os homens passaram para 41% e as mulheres 40%, o que corresponderia a 38,8 milhões de pessoas com sobrepeso (Monteiro et al., 2007). Informações mais recentes provenientes da VIGITEL revelaram que em 2013 50,8% da população brasileira estava acima do peso e 17,5% estava obesa. Entre as crianças, a estimativa é que 39% estejam acima do peso. Esses valores têm preocupado os especialistas, pois existe uma chance entre 50 e 70% dessas crianças chegarem à idade adulta obesas e com problemas de saúde (Monteiro et al., 2003). Esse incremento de mais de 400% pode ter sua causa relacionada à diminuição da atividade física e aos maus hábitos alimentares, pois as crianças estão trocando brincadeiras e práticas desportivas por computadores, televisão e jogos eletrônicos; além de substituírem a alimentação saudável por alimentos industrializados.

No que diz respeito à situação econômica, dados relatados por Coitinho et al. (1991) revelaram que no Brasil a prevalência do excesso de peso aumenta de acordo com o poder aquisitivo, especialmente entre os homens. No entanto, esta tendência vem mudando devido ao aumento da incidência em pessoas mais pobres (Monteiro et al., 2007). Das regiões geográficas, o sul do País apresentou a maior ocorrência. Quanto ao nível de escolaridade, a relação é inversamente proporcional, ou seja, os indivíduos com maior escolaridade são significativamente menos obesos (Gigante et al., 1997). Outro dado interessante é que a prevalência de obesidade é maior entre as mulheres (Ukoli et al., 1995; Monteiro et al., 2007) e seu pico ocorre entre 45 e 64 anos em ambos os sexos (WHO, 1997).

Apesar da massa corporal normalmente ser o parâmetro mais conhecido e divulgado quando se fala em obesidade, a análise da composição traz uma estimativa mais precisa dos riscos à saúde associados com o excesso de peso. Existem diversos métodos para se avaliar a composição corporal, mas a pesagem hidrostática é considerada um dos melhores métodos indiretos. Técnicas atuais de imagem, tais como tomografia computadorizada (Thaete et al., 1995), ressonância magnética (Ross et al., 1992), ecografia (Utter & Hager,

2008) e absortometria com raios-X de dupla energia (DEXA) (Erselcan et al., 2000) também são reconhecidas como métodos fidedignos, entretanto, o alto custo e a baixa acessibilidade inviabilizam esse tipo de avaliação em larga escala.

Os métodos mais utilizados por profissionais de saúde apresentam custo acessível e precisão satisfatória, como bioimpedância, que estima a quantidade de tecido adiposo e de massa livre de gordura por meio da avaliação da resistência e reactância a uma corrente elétrica de baixa frequência (Kushner et al., 1990); medida da prega cutânea (Peterson et al., 2003) e cálculo do IMC (índice de massa corporal).

O IMC é uma medida bastante prática e rápida, que relaciona peso e altura e tem boa correlação com a quantidade de gordura corporal, mas quando realizada em atletas ou indivíduos que possuem muita massa muscular apresenta o valor falsamente elevado. Para calcular o IMC, basta dividir a massa corporal (kg) pela altura (m) elevada ao quadrado. Os resultados são expressos em kg/m2. Indivíduos com IMC < 18,5kg/m2 têm baixo peso e risco de doenças; o IMC < 25kg/m2 é considerado normal; a faixa entre 25 e 29,9kg/m2 é denominada pré-obesidade ou sobrepeso e os riscos de complicações começam a aumentar. Valores de IMC a partir de 30kg/m2 são considerados obesidade propriamente dita, com a morbidade e a mortalidade aumentadas exponencialmente (Garrison & Castelli, 1985). A obesidade com IMC > 40kg/m2 é denominada grave, mórbida ou ainda classe III. Esse grau de obesidade apresenta risco muito alto de mortalidade por doenças cardiovasculares, diabetes tipo 2, síndrome da apneia do sono, alguns tipos de cânceres e muitas outras condições patológicas (WHO, 1997).

As maiores dificuldades encontradas no tratamento da obesidade e do excesso de peso são: enfrentamento dos traumas acarretados pela doença; prescrição de medicamentos e de exercícios físicos; e lidar com o problema de que a obesidade atinge diversos sistemas, como o cardiovascular, respiratório, geniturinário e digestivo, o que torna ainda mais complexo o tratamento (Mancini, 2001).

Classificação da obesidade recomendada pela Organização Mundial da Saúde (WHO, 1997), por graus progressivamente maiores de morbimortalidade utilizando o IMC.			
IMC (kg.m²)	Classificação	Grau de obesidade	Risco de Comorbidade
Abaixo de 18,5	Peso baixo	0	Baixo
18,5 -24,9	Peso Normal	0	Médio
25 - 29,9	Sobrepeso	I	Aumentado
30 - 39,9	Obeso	II	Moderado a alto
Acima de 40	Obeso grave	III	Altíssimo

Um estudo publicado em 2002, realizado no hospital universitário de Salvador, avaliou 316 obesos classe III durante oito anos. O índice de massa corpórea (IMC) dos indivíduos estudados era em média de 47±6kg/m2 e a maioria apresentava obesidade desde a infância (36%) ou puberdade (14%), sendo que 82% tinham histórico familiar. Os casos de hipertensão arterial foram constatados em 66%, diabetes em 13,9%, intolerância à glicose em 16,8%, aumento dos níveis de colesterol total e triglicérides (>200mg/dl) em 33,5% e 8%, respectivamente, HDL colesterol baixo (<40mg/dl) em 39,9% e LDL-colesterol elevado (>100mg/dl) em 66,7% (Porto et al., 2002).

Neste mesmo estudo foram coletados outros dados interessantes com relação à ideia do paciente a respeito da razão que o levou a engordar:

Ansiedade	21,1%
Excesso alimentar	12,9%
Gestações	11,5%
Uso de anticoncepcional	10%

Hereditariedade	9,6%
Casamento	8,5%
Cirurgia	6%
Outras medicações	4%
Motivos diversos	16,4%
Não souberam atribuir os motivos	14,4%

São inúmeras as complicações associadas à obesidade, especialmente relacionadas à gordura intra-abdominal (Schneider et al., 2007). Entre elas, podemos destacar algumas condições citadas por Mancini (2001):

Cardiovasculopatias	Arritmias, hipertensão, trombose, doença coronariana
Disfunção psicossocial	Prejuízo da autoimagem, sentimentos de inferioridade
Doença dermatológica	Estrias, hirsutismo, calo plantar, dermatite perianal
Doença gastrintestinal	Hérnia de hiato, colecistite, esteatose hepática
Doença geniturinária	Anormalidades menstruais, diminuição de performance, obstétrica, proteinúria
Doença musculoesquelética	Osteoartrose, síndrome do túnel do carpo; gota; esporão de calcâneo; desvios posturais
Doenças respiratórias	Apneia obstrutiva do sono, síndrome da hipoventilação da obesidade, doença pulmonar restritiva;
Endocrinopatias	Hipotiroidismo, infertilidade, hiperuricemia, diabetes mellitus, dislipidemia
Miscelânea	Aumento do risco cirúrgico e anestésico, hérnia inguinal e incisional, diminuição de agilidade física e aumento da propensão a acidentes, interferência com o diagnóstico de outras doenças;
Neoplasia	Mama, cérvix, ovário, endométrio, próstata, vesícula biliar

A forma como a gordura se relaciona com as diversas patologias será abordada com mais detalhes no capítulo "O papel do tecido adiposo na saúde".

Grande preocupação no combate à obesidade concentra-se no tratamento, porém, o mais sensato seria a prevenção. Neste contexto, a atividade física deveria ser considerada uma das intervenções profiláticas mais importantes, mas infelizmente boa parcela das pessoas não pratica nenhum tipo de exercício.

O sedentarismo tem apresentado coeficientes de mortalidade surpreendentemente maiores que outros fatores de risco, como diabetes, hipercolesterolemia, hipertensão arterial e a própria obesidade (Blair et al., 1989; Blair & Brodney, 1999). De acordo com Nieman, há risco duas vezes maior para as pessoas sedentárias em relação às fisicamente ativas de desenvolverem doenças crônicas degenerativas (Nieman, 1999). Isso tem preocupado os órgãos públicos, pois grande parte da população não pratica atividade física. Nos Estados Unidos, por exemplo, 60% dos adultos e 50% dos adolescentes são considerados inativos (USDHHS, 1996). No Brasil, estudos sobre a prevalência de sedentarismo em populações de trabalhadores relatam valores de 50 a 60% (Nunes & Barros, 2004). Na cidade de São Paulo, os dados já registraram 68,7% (Mello et al., 1998). Os dados do VIGITEL de 2013 apontam que apenas 33,8% dos brasileiros praticam atividade física em seu tempo livre, apesar de representar um aumento de 11% em relação a 2009, ainda é um valor baixo.

Em 1997, o Data Folha divulgou uma pesquisa, realizada com 2504 pessoas em 98 municípios brasileiros, pela qual constatou-se prevalência de sedentarismo de 60%. Os maiores valores foram encontrados no Nordeste (65%) e Norte/Centro-Oeste (64%) e os menores, nas regiões Sudeste (59%) e Sul (53%). Entre os entrevistados, 65% relataram que a falta de tempo era o principal impedimento para a prática de atividade física. Já as principais motivações para a prática eram busca pelo emagrecimento (53%) e promoção da saúde (53%).

Com relação à obesidade, muitos fatores contribuem para o seu desenvolvimento, como predisposição genética; alterações hormonais; estilo de vida; socioculturais e étnicos. No entanto, o sedentarismo é considerado por alguns autores uma das principais causas da obesidade (Prentice & Jebb, 1995; McArdle et al., 2003), sendo até mesmo mais comprometedor do que a alimentação exagerada (Prentice & Jebb, 1995). Há diversos estudos comprovando uma relação negativa entre níveis de atividade física e níveis de gordura corporal (Davies et al., 1995; Prentice & Jebb, 1995; Abe et al., 1996; Hill & Commerford, 1996; Buchowski et al., 1999; Dionne et al., 2000; Ball et al., 2001; Yao et al., 2003), inclusive, alguns autores revelam que o aumento da gordura corporal com o passar da idade é devido principalmente a um exercício menos vigoroso do que a uma alta ingestão alimentar (McArdle et al., 2003).

Não há dúvidas de que dietas restritivas ajudam no controle e na perda de gordura corporal, porém, existe o risco do comprometimento da proteína muscular, bem como da redução do metabolismo de repouso, devido a uma adaptação fisiológica (Miller & Parsonage, 1975; Walberg, 1989; Hill & Wyatt, 2005). Neste sentido, o exercício se torna muito importante, pois além da possibilidade de favorecer a perda de gordura, melhorar a capacidade funcional e ampliar o gasto calórico diário, ele pode aumentar a massa muscular, o que contribui para minimizar a queda da taxa metabólica basal e os demais efeitos negativos da restrição energética (Racette et al., 1995a; Racette et al., 1995b; Hill & Wyatt, 2005). Entretanto, vale ressaltar que as alterações de composição corporal induzidas pelo exercício físico dependem do tipo de atividade, sendo que os efeitos nos ganhos de massa magra são identificados com magnitude no treinamento de força (Broeder et al., 1992; Geliebter et al., 1997; Bryner et al., 1999; Kraemer et al., 1999).

Outro fator interessante sobre a contribuição da prática de exercícios é a maior adesão à dieta. Racette et al. (1995a) dividiram uma amostra de mulheres moderadamente obesas em dois grupos (exercício + dieta e somente dieta), e ao final de 12 semanas concluíram que o grupo que se exercitou seguiu a dieta de forma mais efetiva. Com relação à manutenção do peso perdido, Miller et al. (1997) concluíram que, um ano após o final do tratamento, a manutenção do peso perdido no grupo que se exercitava e fazia dieta era maior que no grupo que só fazia dieta. A manutenção do peso a médio e longo prazos é mais facilmente observada em tratamentos que utilizam o exercício, ao contrário daqueles que adotam apenas dieta (Pavlou et al., 1989), no entanto, há controvérsias sobre a questão (Curioni & Lourenco, 2005). Isso sugere que um estilo de vida ativo com consequente aumento da capacidade física pode atenuar o risco de morbidade e mortalidade em indivíduos com sobrepeso ou obesos (Negrao & Licinio, 2000).

Neste sentido, a prática de exercícios deve ser incentivada desde a infância. Criar o hábito e o interesse por uma vida ativa pode trazer benefícios do ponto de vista educacional e social, além de proporcionar prevenção não somente da obesidade, mas de várias doenças, como hipertensão arterial e diabetes (NIH, 1998; Wilmore & Costill, 2001). Entretanto, faz-se necessário que as atividades físicas sejam eficientes e promovam alterações fisiológicas capazes de tratar e prevenir a obesidade. Entender como o exercício acarreta o emagrecimento facilitar a busca por programas mais eficientes e que demandem menos tempo, algo que não está sendo possível dentro das abordagens adotadas atualmente, como veremos adiante.

Referências bibliográficas

Abe T, Sakurai T, Kurata J, Kawakami Y & Fukunaga T. (1996). Subcutaneous and visceral fat distribution and daily physical activity: comparison between young and middle aged women. *Br J Sports Med* **30**, 297-300.

Ball K, Owen N, Salmon J, Bauman A & Gore CJ. (2001). Associations of physical activity with body weight and fat in men and women. *Int J Obes Relat Metab Disord* **25**, 914-919.

Blair SN & Brodney S. (1999). Effects of physical inactivity and obesity on morbidity and mortality: current evidence and research issues. *Med Sci Sports Exerc* **31**, S646-662.

Blair SN, Kohl HW, 3rd, Paffenbarger RS, Jr., Clark DG, Cooper KH & Gibbons LW. (1989). Physical fitness and all-cause mortality. A prospective study of healthy men and women. *Jama* **262**, 2395-2401.

Broeder CE, Burrhus KA, Svanevik LS & Wilmore JH. (1992). The effects of either high-intensity resistance or endurance training on resting metabolic rate. *Am J Clin Nutr* **55**, 802-810.

Bryner RW, Ullrich IH, Sauers J, Donley D, Hornsby G, Kolar M & Yeater R. (1999). Effects of resistance vs. aerobic training combined with an 800 calorie liquid diet on lean body mass and resting metabolic rate. *J Am Coll Nutr* **18**, 115-121.

Buchowski MS, Townsend KM, Chen KY, Acra SA & Sun M. (1999). Energy expenditure determined by self-reported physical activity is related to body fatness. *Obes Res* **7**, 23-33.

Coitinho DC, Leão MM, Recine E & Sichieri R. (1991). Condições nutricionais da população brasileira: adultos e idosos. In *Pesquisa Nacional sobre Saúde e Nutrição*. MS/INAN, Brasília.

Cordain L, Gotshall RW, Eaton SB & Eaton SB, 3rd. (1998). Physical activity, energy expenditure and fitness: an evolutionary perspective. *Int J Sports Med* **19**, 328-335.

Curioni CC & Lourenco PM. (2005). Long-term weight loss after diet and exercise: a systematic review. *Int J Obes (Lond)* **29**, 1168-1174.

Davies PS, Gregory J & White A. (1995). Physical activity and body fatness in pre-school children. *Int J Obes Relat Metab Disord* **19**, 6-10.

Dionne I, Almeras N, Bouchard C & Tremblay A. (2000). The association between vigorous physical activities and fat deposition in male adolescents. *Med Sci Sports Exerc* **32**, 392-395.

Eaton SB, Konner M & Shostak M. (1988). Stone agers in the fast lane: chronic degenerative diseases in evolutionary perspective. *Am J Med* **84**, 739-749.

Erselcan T, Candan F, Saruhan S & Ayca T. (2000). Comparison of body composition analysis methods in clinical routine. *Ann Nutr Metab* **44**, 243-248.

Flegal KM, Carroll MD, Ogden CL & Johnson CL. (2002). Prevalence and trends in obesity among US adults, 1999-2000. *Jama* **288**, 1723-1727.

Garrison RJ & Castelli WP. (1985). Weight and thirty-year mortality of men in the Framingham Study. *Ann Intern Med* **103**, 1006-1009.

Geliebter A, Maher MM, Gerace L, Gutin B, Heymsfield SB & Hashim SA. (1997). Effects of strength or aerobic training on body composition, resting metabolic rate, and peak oxygen consumption in obese dieting subjects. *Am J Clin Nutr* **66,** 557-563.

Gigante DP, Barros FC, Post CL & Olinto MT. (1997). [Prevalence and risk factors of obesity in adults]. *Rev Saude Publica* **31,** 236-246.

Hill JO & Commerford R. (1996). Physical activity, fat balance, and energy balance. *Int J Sport Nutr* **6,** 80-92.

Hill JO & Wyatt HR. (2005). Role of physical activity in preventing and treating obesity. *J Appl Physiol* **99,** 765-770.

Kortt MA, Langley PC & Cox ER. (1998). A review of cost-of-illness studies on obesity. *Clinical therapeutics* **20,** 772-779.

Kraemer WJ, Volek JS, Clark KL, Gordon SE, Puhl SM, Koziris LP, McBride JM, Triplett-McBride NT, Putukian M, Newton RU, Hakkinen K, Bush JA & Sebastianelli WJ. (1999). Influence of exercise training on physiological and performance changes with weight loss in men. *Med Sci Sports Exerc* **31,** 1320-1329.

Kushner RF, Kunigk A, Alspaugh M, Andronis PT, Leitch CA & Schoeller DA. (1990). Validation of bioelectrical-impedance analysis as a measurement of change in body composition in obesity. *Am J Clin Nutr* **52,** 219-223.

Mancini MC. (2001). Obstáculos diagnósticos e desafios terapêuticos no paciente obeso. *Arq Bras Endocrinol Metab* **45,** 584-608.

McArdle WD, Katch FI & Katch VL. (2003). *Fisiologia do Exercício, energia, nutrição e desempenho humano*. Guanabara Koogan, Rio de Janeiro

Mello M, Fernandes A & Tufik S. (1998). Epidemiological survey of the practice of physical exercise in the general population of São Paulo city - Brazil. *Am Coll Sport Med* **30,** 11.

Miller DS & Parsonage S. (1975). Resistance to slimming: adaptation or illusion? *Lancet* **1,** 773-775.

Miller WC, Koceja DM & Hamilton EJ. (1997). A meta-analysis of the past 25 years of weight loss research using diet, exercise or diet plus exercise intervention. *Int J Obes Relat Metab Disord* **21,** 941-947.

Mokdad AH, Bowman BA, Ford ES, Vinicor F, Marks JS & Koplan JP. (2001). The continuing epidemics of obesity and diabetes in the United States. *Jama* **286,** 1195-1200.

Mokdad AH, Ford ES, Bowman BA, Dietz WH, Vinicor F, Bales VS & Marks JS. (2003). Prevalence of obesity, diabetes, and obesity-related health risk factors, 2001. *Jama* **289,** 76-79.

Monteiro CA, Conde WL & de Castro IR. (2003). [The changing relationship between education and risk of obesity in Brazil (1975-1997)]. *Cad Saude Publica* **19 Suppl 1,** S67-75.

Monteiro CA, Conde WL & Popkin BM. (2007). Income-specific trends in obesity in Brazil: 1975-2003. *Am J Public Health* **97,** 1808-1812.

Monteiro CA, Mondini L, de Souza AL & Popkin BM. (1995). The nutrition transition in Brazil. *Eur J Clin Nutr* **19,** 105-113

Negrao AB & Licinio J. (2000). Obesity: on the eve of a major conceptual revolution. *Drug Discov Today* **5,** 177-179.

Nieman DC. (1999). *Exercício e Saúde*. Manole, São Paulo.

NIH. (1998). Clinical Guidelines on the Identification, Evaluation, and Treatment of Overweight and Obesity in Adults--The Evidence Report. National Institutes of Health. *Obes Res* **6 Suppl 2,** 51S-209S.

Nunes J & Barros J. (2004). Fatores de risco associados à prevalência de sedentarismo em trabalhadores da indústria e da Universidade de Brasília. In *Lecturas: Educación Física Y Deportes*. Buenos Aires.

Ogden CL, Carroll MD, Curtin LR, McDowell MA, Tabak CJ & Flegal KM. (2006). Prevalence of overweight and obesity in the United States, 1999-2004. *Jama* **295,** 1549-1555.

Ogden CL, Carroll MD, Kit BK & Flegal KM. (2014). Prevalence of childhood and adult obesity in the United States, 2011-2012. *Jama* **311,** 806-814.

OPAS. (2003). Obesidade e excesso de peso. In *Doenças crônico-degenerativas e obesidade: estratégia mundial sobre alimentação saudável, atividade física e saúde*, ed. Saúde OP-Ad, pp. 29-34. Organização Pan-Americana de Saúde, Brasília.

Pavlou KN, Krey S & Steffee WP. (1989). Exercise as an adjunct to weight loss and maintenance in moderately obese subjects. *Am J Clin Nutr* **49,** 1115-1123.

Peterson MJ, Czerwinski SA & Siervogel RM. (2003). Development and validation of skinfold-thickness prediction equations with a 4-compartment model. *Am J Clin Nutr* **77,** 1186-1191.

Porto MCV, Brito IC, Cala ADF, Amolas M, Villela NB & Araujo LMB. (2002). Perfil do obeso classe III do ambulatório de obesidade de um hospital universitário de Salvador, Bahia. *Arq Bras Endocrinol Metab* **46,** 668-673.

Prentice AM & Jebb SA. (1995). Obesity in Britain: gluttony or sloth? *Bmj* **311,** 437-439.

Racette SB, Schoeller DA, Kushner RF & Neil KM. (1995a). Exercise enhances dietary compliance during moderate energy restriction in obese women. *Am J Clin Nutr* **62,** 345-349.

Racette SB, Schoeller DA, Kushner RF, Neil KM & Herling-Iaffaldano K. (1995b). Effects of aerobic exercise and dietary carbohydrate on energy expenditure and body composition during weight reduction in obese women. *Am J Clin Nutr* **61,** 486-494.

Ross R, Leger L, Morris D, de Guise J & Guardo R. (1992). Quantification of adipose tissue by MRI: relationship with anthropometric variables. *J Appl Physiol* **72,** 787-795.

Schneider HJ, Glaesmer H, Klotsche J, Bohler S, Lehnert H, Zeiher AM, Marz W, Pittrow D, Stalla GK & Wittchen HU. (2007). Accuracy of anthropometric indicators of obesity to predict cardiovascular risk. *J Clin Endocrinol Metab* **92,** 589-594.

Sichieri R, do Nascimento S & Coutinho W. (2007). The burden of hospitalization due to overweight and obesity in Brazil. *Cad Saude Publica* **23,** 1721-1727.

Speakman JR. (2007). A nonadaptive scenario explaining the genetic predisposition to obesity: the "predation release" hypothesis *Cell Metab* **6,** 5-12.

Thaete FL, Colberg SR, Burke T & Kelley DE. (1995). Reproducibility of computed tomography measurement of visceral adipose tissue area. *Int J Obes Relat Metab Disord* **19**, 464-467.

Ukoli FA, Bunker CH, Fabio A, Olomu AB, Egbagbe EE & Kuller LH. (1995). Body fat distribution and other anthropometric blood pressure correlates in a Nigerian urban elderly population. *Cent Afr J Med* **41**, 154-161.

USDHHS. (1996). Physical Activity and Health: A Report of the Surgeon General. Atlanta, GA: U.S. Department of Health and Human Services, Centers for Disease Control and Prevention, National Center for Chronic Disease Prevention and Health Promotion, Atlanta, GA.

Utter AC & Hager ME. (2008). Evaluation of ultrasound in assessing body composition of high school wrestlers. *Med Sci Sports Exerc* **40**, 943-949.

Vigilant L, Stoneking M, Harpending H, Hawkes K & Wilson AC. (1991). African populations and the evolution of human mitochondrial DNA. *Science* **253**, 1503-1507.

Walberg JL. (1989). Aerobic exercise and resistance weight-training during weight reduction. Implications for obese persons and athletes. *Sports Med* **7**, 343-356.

WHO. (1997). Consultation on obesity. Obesity: prevention and managing, the global epidemic. Report of a WHO Consultation on Obesity. World Health Organization, Geneva.

Wilmore JH & Costill DL. (2001). *Fisiologia do Esporte e do Exercício*. Manole, São Paulo.

Wilson AC & Cann RL. (1992). The recent African genesis of humans. *Sci Am* **266,** 68-73.

Yao M, McCrory MA, Ma G, Tucker KL, Gao S, Fuss P & Roberts SB. (2003). Relative influence of diet and physical activity on body composition in urban Chinese adults. *Am J Clin Nutr* **77,** 1409-1416.

Metabolismo energético

Antes de ingressar no estudo do exercício é interessante relembrar algumas reações e conceitos básicos evolvidos no nosso metabolismo. Somente com o conhecimento desses fatores é possível compreender como o exercício atua no controle de peso.

Metabolismo

Ao observar as reações metabólicas é interessante se atentar para o nome das enzimas, que normalmente segue alguns padrões. Um primeiro padrão facilmente identificável é a terminação "ase", usada para definir essa classe de proteínas. Outro exemplo é o termo quinase, ou cinase, usado para identificar enzimas que atuam nas reações em que há troca de fosfato e que geralmente estão envolvidas em transferência de energia. Normalmente, as enzimas recebem denominações de acordo com o substrato que degradam (ATPase, por exemplo), ou reações que catalisam, como desidrogenase (retirada de hidrogênio), isomerase (mudança de isômeros), sintase ou sintetase (síntese), e quinase (troca de fosfato).

ATP

O trifosfato de adenosina (ATP) é um nucleotídeo composto por uma base purínica (adenina), um açúcar com cinco carbonos (ribose) – os quais, juntos, formam um nucleosídeo chamado adenosina – e uma unidade trifosfato. O ATP é conhecido como a moeda corrente de energia de nosso corpo, pois a energia armazenada em suas ligações é utilizada em praticamente todos os nossos processos biológicos (Maughan et al., 2000; McArdle et al., 2003). A energia do ATP é liberada no momento da hidrólise de uma das ligações dos grupos fosfato, local onde se armazena a energia do ATP. Nessa reação, uma das ligações dos grupos fosfato é quebrada, liberando um dos fosfatos do ATP na presença de água, o que resulta na formação de um fosfato inorgânico (Pi) e de um composto com dois fosfatos, o difosfato de adenosina (ADP), com liberação de uma quantidade relativamente alta de energia (7,3kcal), que é utilizada nas reações metabólicas.

$$ATP = ADP + Pi + H^+ + Energia$$

No músculo, a enzima ATPase – na presença de um cofator metálico, o Mg^{2+} - é responsável por provocar a hidrólise de ATP de modo a ativar porções específicas dos miofilamentos e permitir a ligação de actina e miosina (Gentil, 2014). Outra reação envolvida com a contração muscular que também necessita de ATP é a remoção dos íons de cálcio pelo retículo sarcoplasmático (Maughan et al., 2000; Gentil, 2014).

Apesar de sua grande importância, a quantidade de ATP acumulada no músculo é relativamente pequena, limitando-se a cerca de 20-25mmol/kg de matéria seca (Maughan et al., 2000; Porter & Wall, 2012). Portanto, a reação direta de hidrólise do ATP armazenado no músculo é capaz de fornecer energia para poucos segundos de contração muscular, algo entre dois e quatro segundos, o que torna necessário que outras reações sejam ativadas para promover a ressíntese de ATP e permitir que as reações metabólicas prossigam.

É importante lembrar que a concentração de ATP no músculo se mantém constante, de modo que sua regeneração deve ocorrer na mesma velocidade que sua degradação (Houston, 2001). Assim, a via a ser usada na regeneração de ATP depende da velocidade com a qual ele esteja sendo degradado. Se a velocidade for alta, serão necessários os meios anaeróbios, mais rápidos e menos eficientes, por outro lado, em velocidades mais baixas os meios aeróbios passam a predominar.

Nossos músculos podem se contrair mesmo sem o uso de oxigênio nas reações metabólicas, como nos casos de exercícios de alta intensidade e curta duração, que exigem velocidade alta de ressíntese de ATP. Nesse caso, dois sistemas separados podem ser utilizados: o fosfagênio e o glicolítico.

Fosfato de creatina

O fosfato de creatina (PCr) é armazenado no músculo esquelético em uma quantidade de aproximadamente 75mmol/kg de matéria seca (Maughan et al., 2000). O PCr é usado para regenerar ATP em atividades com alta demanda energética. Isto é possível porque ele possui um alto potencial de transferência do seu grupo fosfato para o ATP. A energia livre da hidrólise do PCr é de -43 kJ/mol, enquanto a do ATP é de -31 kJ/mol. Na reação de transferência de energia, o PCr é quebrado enzimaticamente, resultando em fosfato e creatina, em uma reação catalisada pela enzima creatina quinase (CK). Essa reação pode ocorrer em uma velocidade maior do que a degradação do ATP, o que a torna muito útil para manter as concentrações de ATP na célula. Uma desvantagem desse sistema é sua baixa capacidade, o que leva seus estoques a se esgotarem após poucos segundos de atividade.

$$PCr + ADP + H^+ = ATP + Cr + Energia$$

Glicólise

Caso as contrações musculares permaneçam por mais alguns segundos, a degradação de glicose, chamada glicólise, passar a ser a fonte predominante da ressíntese de ATP. Esta reação, ocorrida no citoplasma, segue a cadeia de reações seguintes:

1 - A quebra de glicose é iniciada com sua fosforilação (adição de um grupo fosfato), originando a glicose 6-fosfato à custa de uma molécula de ATP, em uma reação catalisada pela enzima hexoquinase (HK);

2 – Em seguida, ocorre a isomerização (mudança da estrutura molecular, função orgânica, sem mudança da fórmula molecular) da glicose 6-fosfato à frutose 6-fosfato por uma enzima isomerase (fosfoglicoisomerase);

3 - Nova fosforilação, formando a frutose 1,6 bifosfato, com a ação da enzima fosfofrutoquinase (PFK);

4 - Sob a ação da enzima aldolase, a frutose 1,6 bifosfato é clivada em diidroxiacetona e gliceraldeído 3-fosfato. Estes compostos isômeros são interconvertidos sob ação da triose fosfato isomerase, gerando duas moléculas de gliceraldeído 3-fosfato. A partir desse ponto, todos os intermediários da via aparecem duplicados;

5 - As moléculas de gliceraldeído 3-fosfato são oxidadas sob a ação da enzima gliceraldeído 3-fosfato desidrogenase, dando origem a duas moléculas de 1,3-bifosfoglicerato. Neste momento são reduzidas duas moléculas de NAD^+, formando NADH, que posteriormente irão gerar energia para formação de ATP na cadeia transportadora de elétrons;

6 - Na reação seguinte, catalisada pela fosfoglicerato quinase, o 1,3-bifosfoglicerato é convertido em 3-fosfoglicerato, com a formação de uma molécula de ATP para cada molécula de 1,3-bifosfoglicerato;

7 - Em seguida, o 3-fosfoglicerato é convertido em 2-fosfoglicerato sob ação da fosfoglicerato mutase, um tipo particular de isomerase;

8 - A enolase promove a formação de fosfoenolpiruvato por meio da desidratação da 2-fosfoglicerato;

9 - Na reação final, piruvato é formado sob a ação da enzima piruvato quinase, quando ocorre também a síntese de uma molécula de ATP.

Importante lembrar que a glicólise, apesar de possuir grande número de reações, começa quase instantaneamente no início do exercício, independentemente da sua intensidade (Maughan et al., 2000), portanto, é um erro supor que a glicólise só se tornaria efetiva após o esgotamento das reservas de fosfato de creatina. Outro ponto a ser destacado é que a degradação de glicose é imprescindível para algumas células e tecidos, como hemácias e tecidos nervosos, as quais utilizam este substrato como fonte preferencial de energia para ressíntese de ATP.

A oxidação de glicose e a produção de ATP estão associadas à redução de NAD$^+$. Para que a glicólise se mantenha funcionando, deve haver contínua reoxidação de NADH, pois as concentrações de NAD$^+$ nas células são fatores limitantes ao prosseguimento da reação (Marzzoco & Torres, 1999). Esta regeneração de NAD$^+$ pode se dar de duas formas: aeróbia e anaeróbia.

Em anaerobiose, o piruvato funciona como aceitador de elétrons, reduzindo-se a lactato em uma reação reversível catalisada pela enzima lactato desidrogenase (LDH). Essa via é usada em situações nas quais a oferta de oxigênio é inferior à demanda, como em contrações musculares intensas. É importante destacar que, segundo Maughan et al. (2000), há indícios de que a regulação primária da produção de lactato durante o exercício seja realizada pela ativação do complexo piruvato desidrogenase e pela taxa de produção do grupo acetil, sendo o substrato e o controle hormonal determinantes na produção de lactato.

Em aerobiose, o NADH é reduzido pelo oxigênio, que atua como aceitador final de elétrons. Nessa situação, o piruvato é convertido a acetil-CoA, que entrará no ciclo de Krebs. A reação de conversão de piruvato a acetil-CoA é catalisada pelo complexo piruvato desidrogenase. Neste processo há redução de um NAD$^+$, com formação de NADH.

Vemos então que a glicólise tem como rendimento líquido 2 moléculas de ATP (4 formadas e 2 consumidas) e 2 moléculas de NADH. A conversão de glicose em piruvato permite aproveitar apenas cerca de 10% da energia total da glicose, pois a maior parte fica conservada no piruvato (Marzzoco & Torres, 1999).

A glicólise é considerada um processo eminentemente anaeróbio, portanto, ela em si terminaria com a formação do lactato. No entanto, também é comum se usar o termo glicólise anaeróbia e glicólise aeróbia para diferenciar a reação que termina com a

34

formação de lactato da reação que termina com a formação de Acetil-CoA.

Metabolismo aeróbio

Ciclo de Krebs

No Ciclo de Krebs, a acetil-CoA degrada CO_2 e átomos de hidrogênio, com produção de NADH, $FADH_2$ e de compostos intermediários que podem servir como precursores de processos biossintéticos. É importante lembrar que, além da glicose, vários aminoácidos e ácidos graxos podem originar acetil-CoA, o qual constitui o ponto de convergência do metabolismo dos macronutrientes.

O ciclo de Krebs passa pelas seguintes reações:

1 – Condensação de acetil-CoA e oxalacetato, com formação de citrato, em uma reação catalisada pela citrato sintase (CS);

2 – Isomerização do citrato a isocitrato, por ação da aconitase;

3 – Oxidação do isocitrato a alfa-cetoglutarato com redução de NAD^+ a NADH e liberação de CO_2, sob ação da isocitrato desidrogenase;

4 – Transformação de alfa-cetoglutarato em succinil-CoA, em uma reação catalisada pelo complexo alfa-cetoglutarato desidrogenase;

5 – Conversão de succinil-CoA a succinato com formação de GTP, sob ação da succinil-CoA sintase (SDH);

6 – Sob a ação da succinato desidrogenase o succinato é oxidado a fumarato, com redução de FAD a $FADH_2$;

7 – Hidratação do fumarato pela fumerase, gerando malato;

8 – O malato é oxidado pela malato desidrogenase (MDH) com redução de NAD^+ a NADH e formação de oxalacetato, fechando o ciclo.

Das reações enumeradas, as catalisadas pelas enzimas citrato sintase (CS) e alfa-cetoglutarato desidrogenase são irreversíveis, ditando o sentido do ciclo.

Contabilizando os produtos das reações, vemos que cada ciclo gera um saldo de um GTP, que pode ser convertido em ATP, três NADH e um $FADH_2$, os quais serão oxidados na cadeia de transporte de elétrons (lembrando que estes valores são para cada acetil-CoA, devendo ser multiplicados por dois para cada molécula de glicose). A energia da oxidação de acetil-CoA é conservada sob a forma de enzimas, o que torna necessária a oxidação destas enzimas pela cadeia de transporte de elétrons; portanto, a função mais importante do ciclo é gerar íons de hidrogênio para sua subsequente passagem pela cadeia de transporte de elétrons.

Cadeia de transporte de elétrons

Apenas uma pequena parte da energia disponível nos compostos leva à produção de ATP, a maior parcela é conservada nas enzimas NAD^+ e FAD. Assim, para que a energia proveniente da degradação das reservas energéticas seja mais bem aproveitada e para que elas possam voltar a participar das reações, as enzimas devem ser oxidadas. No nosso organismo, a oxidação destas enzimas advém da transferência de seus elétrons ao oxigênio, liberando grande quantidade de energia, que é armazenada no ATP. Portanto, o oxigênio não participa diretamente das reações do Ciclo de Krebs, mas sua presença é importante para a regeneração de NAD^+ e FAD na cadeia de transporte de elétrons.

A cadeia de transporte é composta por uma série de carregadores de moléculas localizadas na membrana interna das mitocôndrias, que transferem elétrons do hidrogênio para o oxigênio (Maughan et al., 2000). O NADH e o $FADH_2$ possuem elétrons com alto potencial de transferência de energia. Durante a transferência de elétrons para o oxigênio, a maior parte da energia liberada é armazenada na forma de ATP, com regeneração do ADP, e o restante é perdido como calor. As reações da cadeia de transporte de elétrons podem ser resumidas nos seguintes passos:

1 – Transferência de dois elétrons do NADH para a flavina mononucleotídeo (FMN), com fosforilação de ADP e formação de ATP, sob ação do complexo enzimático NADH desidrogenase;

2 – Transferência de elétrons para Coenzima Q (CoQ), que também aceita elétrons da $FADH_2$. Ressalte-se que a $FADH_2$ só entra neste momento da cadeia, pois seu estado de energia é menor do que o do FMNH; portanto, o FMN não pode aceitar elétrons do FADH2;

3 – As reações seguintes ocorrem em citocromos, os quais só podem carregar um elétron por vez. Os elétrons passam do CoQ para o citocromo b e, em seguida, para o citocromo c, onde uma nova molécula de ATP é sintetizada. Os elétrons são transferidos do citocromo c para os citocromos a e a_3. Por fim, o citocromo a_3 transfere o elétron para o oxigênio e uma nova molécula de ATP é formada.

Calculando a reação descrita, temos, de maneira simplificada, que são formadas três moléculas de ATP para cada NADH e duas para cada $FADH_2$. O processo pelo qual o ATP é sintetizado durante a cadeia de transporte de elétrons é denominado fosforilação oxidativa. O conceito de acoplamento é relacionado ao equilíbrio entre a energia liberada na cadeia de transporte de elétrons e a fosforilação oxidativa, de modo que um acoplamento perfeito significaria eficiência máxima, ou seja, toda energia gerada seria usada pela ATPase para converter ADP em ATP (Ricquier & Bouillaud, 2000a, b; Schrauwen & Hesselink, 2003). No entanto, o acoplamento entre respiração celular e síntese de ATP é imperfeito e muita desta energia é liberada como calor.

Lipólise

Os lipídeos são armazenados principalmente como triacilglicieróis, compostos formados por três moléculas de ácidos graxos e uma de glicerol (Coppack et al., 1994). A degradação dos triacilgliceróis é desencadeada pela enzima lípase hormônio sensível (HSL), que tem sua atividade estimulada por hormônios que possuem afinidade com os receptores beta-adrenérgicos, a exemplo das catecolaminas, GH, e glucagon e inibida pela insulina (Coppack et al., 1994; Marzzoco & Torres, 1999). A HSL degrada os triacilgliceróis em ácidos graxos e glicerol, os quais são oxidados por vias diferentes. A velocidade de lipólise pode ser estimada a partir da velocidade de liberação dos ácidos graxos ou do glicerol no sangue.

Por não poder ser reaproveitado pelo adipócito, que carece de glicerol quinase, o glicerol é liberado na circulação e convertido em intermediários da glicólise e da gliconeogênese. Outro caminho possível é a conversão a intermediários na formação de novos triacilgliceróis, pois podem se juntar a diidroacetona-3-fosfato, dando origem ao ácido fosfatídico, que é um precursor do diacilglicerol e posteriormente do triacilglicerol; entretanto, é importante ressaltar que apenas uma pequena quantidade do glicerol (~6,1%) usada na formação dos triacilgliceróis é fruto desse reaproveitamento (Kalhan et al., 2001). Ácidos graxos, por sua vez, são liberados no sangue e utilizados como energia. Os ácidos graxos são pouco solúveis em água por serem apolares e, no sangue, a maior parte deles será encontrada unida à albumina (Maughan et al., 2000). Após entrarem na célula, estes ácidos são convertidos em sua forma ativa, a acil-CoA, para serem degradados na beta-oxidação em um processo irreversível catalisado pela enzima acil-CoA sintetase associada à membrana externa da mitocôndria.

A membrana mitocondrial é impermeável à acil-CoA, portanto, para que a degradação da gordura seja completa, é necessário que ocorram reações específicas para levar a acil CoA para dentro da mitocôndria. Este processo é dividido nas seguintes etapas: 1) transferência do radical acila para a carnitina, mediada pela carnitina-acil transferase I; 2) transporte do composto carnitina-acila para dentro da mitocôndria; 3) doação do grupo acila para uma coenzima A dentro da mitocôndria, catalisada pela carnitina-acil transferase II, liberando a carnitina; 4) retorno da carnitina ao citossol. O resultado da reação é a presença de uma nova acil-CoA dentro da mitocôndria, onde pode ser oxidada por meio da beta-oxidação e fornecer subprodutos para a cadeia de transporte de elétrons. A atividade de carnitina acil transferase é inibida pela malonil CoA, um precursor da síntese dos ácidos graxos. Quando há ATP suficiente na célula, a acetil CoA excedente, em vez de ir para o ciclo de Krebs, será transformada em malonil CoA pela ação da enzima acetil CoA carboxilase, primeiro passo para síntese de ácidos graxos, além de inibir a degradação de gordura (Ruderman et al., 1999).

Após penetrar na mitocôndria, a acil CoA é capaz de entrar na via da beta-oxidação, que corre pelos seguintes passos (Voet & Voet, 1995; Marzzoco & Torres, 1999; Maughan et al., 2000):

1 – A acil-CoA é oxidada a enoil-CoA pela ação da enzima acil-CoA desidrogenase, com a formação de um $FADH_2$ a partir da FAD;

2 – Hidratação da enoil-CoA com formação da hidroxiacil-CoA;

3 – Oxidação da hidroxiacil-CoA a cetoacil-CoA, com formação de um NADH e liberação de um H^+, em reação catalisada pela hidroxiacil-CoA desidrogenase (HADH). Esse passo é a via reguladora da beta-oxidação;

4 – Quebra da cetoacil-CoA com ação da enzima acetil-CoA aciltransferase, resultando em uma molécula de acil-CoA (agora com dois carbonos a menos) e outra de acetil-CoA.

Desse modo, pode-se resumir a beta oxidação como a retirada consecutiva de íons de hidrogênio e de dois carbonos da molécula de acil-CoA, liberando um H^+, formando um $FADH_2$, um NADH e uma acetil-CoA em cada passagem. Os íons de hidrogênio, NADH e $FADH_2$ entrarão na cadeia de transporte de elétrons, enquanto as acetil-CoA passarão pelo ciclo de Krebs. Caso a degradação de lipídeos seja desproporcionalmente alta em relação à degradação de carboidratos e, consequentemente, não haja formação de oxalacetato suficiente para degradar todas as acetil-CoA no ciclo de Krebs, as acetil-CoA excedentes poderão ser desviadas para o fígado para formação de corpos cetônicos. Esta reação é comum em casos de jejum prolongado, baixa ingestão de carboidratos (dietas cetogênicas) e diabetes (descontrolado), por exemplo. A utilização de corpos cetônicos é uma forma de poupar a glicose sanguínea, sendo usada como fonte alternativa para órgãos como coração e rins. Os corpos cetônicos são muito voláteis, especialmente a acetona, de modo que a situação de cetose é facilmente perceptível pelo hálito característico, conhecido como hálito cetônico ou hálito diabético e pelo suor.

Os processos geradores de ATP têm velocidades diferentes, sendo a fosforilação de ADP pela fosfocreatina o mais rápido e a síntese de ATP pela fosforilação oxidativa decorrente da oxidação de ácidos graxos a mais lenta (Marzzoco & Torres, 1999; Maughan et al., 2000). Portanto, quanto mais intensa for a atividade e, consequentemente, mais rápida for a necessidade se obter energia, menor será a degradação da gordura e maior a de PCr.

Resumindo alguns pontos citados anteriormente. O ciclo de Krebs consome a forma oxidada das enzimas FAD e NAD^+ e produz as formas reduzidas $FADH_2$ e NADH, respectivamente. Já a cadeia de transporte de elétrons recebe as enzimas reduzidas e as ativa, tornando as reações interdependentes. No entanto, quando o músculo realiza contrações intensas com aporte reduzido de oxigênio, há aumento na concentração mitocondrial de NADH, forçando a formação de lactato pela lactato-desidrogenase com a finalidade de regenerar o NAD^+. Já a oxidação de lipídeos é favorecida quando a relação ATP/ADP é alta, ou seja, quando a demanda de energia é reduzida.

Controle das reações metabólicas

A estabilidade estrutural do organismo humano esconde uma infinita quantidade de reações complexas destinadas a manter a homeostase. A alternância das demandas e ofertas de energia, tanto em termos quantitativos como qualitativos, faz com que sejam necessárias diversas vias fisiológicas para atender às demandas específicas do organismo. Este ajuste fisiológico é chamado por Marzocco & Torres (1999) de regulação metabólica, a qual é mantida graças à interferência direta de reações químicas que compõem o metabolismo e cuja consequência direta é a disponibilidade ou o acúmulo de substratos. No caso das reações biológicas, o mecanismo de regulação é exercido sobre a atividade das enzimas, que têm suas concentrações e atividades alteradas de acordo com a situação fisiológica específica (chamadas de enzimas alostéricas, que servem como uma forma de controlar a velocidade das reações).

A fosforilação da glicose, catalisada pela hexoquinase (HK), é o primeiro sítio de controle da glicólise. A HK é intimamente ligada ao transportador de glicose, pois sua ação é necessária para "aprisionar" a glicose dentro da célula (Houston, 2001). Assim que a glicose penetra na célula é convertida em glicose 6-fosfato em uma reação irreversível, pois as fibras musculares carecem da enzima glicose-6-fosfatase, presente apenas no fígado, que faz a reação inversa. A atividade da HK é inibida pela elevação na concentração de glicose 6-fosfato, a diminuição na atividade da HK leva à redução da conversão de glicose e, consequentemente, ao aumento da sua concentração dentro da célula, o que, por sua vez, reduzirá o transporte de glicose através da membrana (Houston, 2001). O principal local de regulação da glicólise, no entanto, é associado à fosfofrutoquinase (PFK), que catalisa a conversão de frutose 6-fosfato em frutose 1,6-bifosfato. Esta reação é importante para o controle de fluxo da degradação de glicose, pois sua velocidade determinará a velocidade de degradação do substrato, segundo Maughan et al. (2000) "a sequência (de reações) não prossegue mais rapidamente do que a reação mais lenta ou limitada pelo tempo". A PFK é sensível a diversos fatores, como concentração de ATP e citrato, os quais regulam negativamente a glicólise.

A ação da enzima piruvato desidrogenase leva à transformação do piruvato em acetil-CoA, o qual ingressa no ciclo de Krebs. A ação da piruvato desidrogenase é controlada pelas concentrações de acetil-CoA e NADH, de modo que o aumento das suas concentrações leva à inibição da oxidação da glicólise. A velocidade do ciclo de Krebs depende da cadeia de transporte de elétrons, que interfere na relação $NAD^+/NADH$. O primeiro local de controle do ciclo de Krebs é a atividade da CS, que depende das concentrações de oxalacetato. O segundo, e mais importante, ponto de controle é a reação catalisada pela isocitrato desidrogenase, que sofre efeito positivo da elevação de ADP e negativo da elevação de NADH. A elevação do NADH leva ao acúmulo de citrato, que inibe a atividade da fosfofrutoquinase e, consequentemente, da glicólise. O terceiro ponto de controle é o complexo alfa-cetoglutorato, inibido por NADH, ATP e succinil-CoA. A regulação da cadeia de transporte de elétrons é feita pela concentração de ADP.

Com relação à lipólise, o primeiro ponto de controle é a atividade da enzima HSL, pois o sistema endócrino controla o metabolismo de forma global e integrada por meio da secreção de diversos hormônios. No metabolismo energético merecem destaque a adrenalina, o glucagon e a insulina. A mobilização das reservas de gordura depende, primariamente, da atividade da HSL, sensível especialmente a adrenalina e ao glucagon, que aumentam a oferta de substratos para a beta oxidação(Oscai et al., 1990; Langfort et al., 1999; Kjaer et al., 2000). Adicionalmente, a adrenalina e o glucagon promovem a fosforilação da acetil-CoA carboxilase, inibindo a síntese de ácidos graxos. Já a insulina exerce o efeito inverso, inibindo a degradação e aumentando a síntese de gordura.

A síntese de ácidos graxos e, consequentemente, o acúmulo de gordura têm como principal ponto de regulação a formação de malonil-CoA a partir de acetil-CoA, catalisada pela acetil-CoA carboxilase. As altas concentrações de NADH aumentam o acúmulo de citrato, que inibe a PFK, estimula a acetil-CoA carboxilase e origina a acetil-CoA citosólica, aumentando a disponibilidade de energia e de precursores para síntese de ácidos graxos livres. Além de ativar a síntese de ácidos graxos, a malonil-CoA inibe sua degradação por meio da inibição da carnitina acil transferase I, participante da reação responsável por levar os radicais acila para dentro dos mitocôndrias. A concentração de íons de hidrogênio também é importante para regulação da atividade da carnitina acil transferase; por exemplo, a queda no pH de 7 para 6,8 reduz a atividade dessa enzima em mais de 40% (Starritt et al., 2000).

Referências bibliográficas

Coppack SW, Jensen MD & Miles JM. (1994). In vivo regulation of lipolysis in humans. *J Lipid Res* **35**, 177-193.

Gentil P. (2014). *Bases Científicas do Treinamento de Hipertrofia.* CreateSpace, Charleston.

Houston ME. (2001). *Bioquímica Básica da Ciência e do Exercício.* Editora Roca, São Paulo.

Kalhan SC, Mahajan S, Burkett E, Reshef L & Hanson RW. (2001). Glyceroneogenesis and the source of glycerol for hepatic triacylglycerol synthesis in humans. *J Biol Chem* **276**, 12928-12931.

Kjaer M, Howlett K, Langfort J, Zimmerman-Belsing T, Lorentsen J, Bulow J, Ihlemann J, Feldt-Rasmussen U & Galbo H. (2000). Adrenaline and glycogenolysis in skeletal muscle during exercise: a study in adrenalectomised humans. *J Physiol* **528 Pt 2,** 371-378.

Langfort J, Ploug T, Ihlemann J, Saldo M, Holm C & Galbo H. (1999). Expression of hormone-sensitive lipase and its regulation by adrenaline in skeletal muscle. *Biochem J* **340 (Pt 2),** 459-465.

Marzzoco A & Torres B. (1999). *Bioquímica Básica.* Guanabara Koogan, Rio de Janeiro.

Maughan R, Gleeson M & Greenhaff PL. (2000). *Bioquímica do Exercício e do Treinamento.* Editora Manole, São Paulo.

McArdle WD, Katch FI & Katch VL. (2003). *Fisiologia do Exercício, energia, nutrição e desempenho humano.* Guanabara Koogan, Rio de Janeiro.

Oscai LB, Essig DA & Palmer WK. (1990). Lipase regulation of muscle triglyceride hydrolysis. *J Appl Physiol* **69,** 1571-1577.

Porter C & Wall BT. (2012). Skeletal muscle mitochondrial function: is it quality or quantity that makes the difference in insulin resistance? *J Physiol* **590,** 5935-5936.

Ricquier D & Bouillaud F. (2000a). Mitochondrial uncoupling proteins: from mitochondria to the regulation of energy balance. *J Physiol* **529 Pt 1,** 3-10.

Ricquier D & Bouillaud F. (2000b). The uncoupling protein homologues: UCP1, UCP2, UCP3, StUCP and AtUCP. *Biochem J* **345 Pt 2,** 161-179.

Ruderman NB, Saha AK, Vavvas D & Witters LA. (1999). Malonyl-CoA, fuel sensing, and insulin resistance. *Am J Physiol* **276,** E1-E18.

Schrauwen P & Hesselink M. (2003). Uncoupling protein 3 and physical activity: the role of uncoupling protein 3 in energy metabolism revisited. *Proc Nutr Soc* **62,** 635-643.

Starritt EC, Howlett RA, Heigenhauser GJ & Spriet LL. (2000). Sensitivity of CPT I to malonyl-CoA in trained and untrained human skeletal muscle. *Am J Physiol Endocrinol Metab* **278,** E462-468.

Voet D & Voet JG. (1995). *Biochemistry.* John Wiley, New York, NY.

O papel do tecido adiposo na saúde

A obesidade é associada à disfunção de diversos sistemas, como deficiência na sensibilidade à insulina, hipertensão arterial, aterosclerose, artrite, etc. Contudo, muita controvérsia existe quanto à relação entre o excesso de gordura e as morbidades associadas. Até alguns anos, a associação era explicada basicamente pela hipótese portal-visceral, segundo a qual a origem dos problemas estaria na liberação direta de gordura do tecido visceral para a veia porta, no entanto, alguns achados trouxeram novas abordagens, como a síndrome do acúmulo ectópico de gordura (Yki-Jarvinen, 2002) e o paradigma endócrino (Chaldakov et al., 2003).

Apesar de a obesidade ser uma das principais causas de diabetes tipo 2, estudos em pacientes com diferentes formas de lipodistrofia mostram que a gordura subcutânea não é associada com a resistência à insulina. A explicação pode estar na hipótese da síndrome do acúmulo ectópico de gordura, de acordo com a qual a gordura acumulada em locais sensíveis, como dentro das células do fígado e do músculo esquelético, e não necessariamente o acúmulo total de gordura, é forte fator determinante da resistência à insulina (Yki-Jarvinen, 2002).

O paradigma endócrino é contemporâneo da teoria anterior. A visão do tecido adiposo (TA) como um simples depósito de gordura mudou para um paradigma mais complexo, que o considera um órgão secretor altamente ativo e amplamente distribuído ao longo do corpo. O estudo da expressão gênica do TA revelou que 30% dos genes analisados foram relacionados a proteínas secretoras (Funahashi et al., 1999) e hoje se reconhece que as células do TA podem usar caminhos endócrinos, parácrinos e/ou autócrinos para secretar moléculas bioativas, chamadas adipocitocinas ou adipocinas, que atuam em diferentes partes do organismo. Os compartimentos com maior atividade secretora sao: adipocitos, fibroblastos e mastócitos, sendo que a maioria das substâncias é liberada por células não gordurosas (Fain et al., 2004; Kershaw & Flier, 2004).

Segundo Guerre-Millo (2004), o TA possui algumas peculiaridades enquanto tecido secretor. Em primeiro lugar, suas células encontram-se espalhadas ao longo do corpo sem uma conexão física entre suas partes, ao invés de estarem confinadas em um local específico, como na maioria dos outros órgãos. Em segundo, o TA é composto por diferentes tipos de células, que participam em diferentes proporções na sua função secretora. Terceiro, o TA é um tecido heterogêneo em termos de capacidade metabólica, dependendo de sua localização, subcutânea ou visceral. Quarto: algumas adipocinas também são secretadas por outros tecidos, não sendo possível estabelecer uma relação direta quanto à contribuição do TA em sua liberação. Por último, há pouco conhecimento sobre os mecanismos moleculares envolvidos na síntese e liberação das adipocinas.

A importância da função secretora do tecido adiposo é visualizada por meio das consequências metabólicas adversas tanto do excesso quanto da deficiência de gordura corporal, ambos com significante repercussão médica e socioeconômica (Kershaw & Flier, 2004). As adipocinas influenciam na regulação da homeostase e atuam em diversos processos como: ingestão de alimentos, balanço energético, ação da insulina, metabolismo de lipídeos e glicídios, angiogênese, remodelamento vascular, pressão arterial e coagulação. Dada sua vasta atuação, estas substâncias também têm sido vistas como os principais elos entre obesidade e outras doenças, sendo mantida a associação entre algumas adipocinas e determinadas patologias mesmo após os valores terem sido ajustados pela gordura acumulada (Kanaya et al., 2004).

Adiante, seguem explicações sobre algumas destas substâncias e seus potenciais efeitos na saúde. Atualmente, se conhecem mais de 50 citocinas secretadas pelo TA, no entanto, serão destacadas apenas as consideradas mais relevantes (Chaldakov et al., 2003; Fain et al., 2004).

Leptina

A leptina foi o primeiro hormônio específico dos adipócitos a ser conhecido (Zhang et al., 1994; Ehrhart-Bornstein et al., 2003), sendo identificada primeiramente como a mutação monogênica responsável pela obesidade mórbida nos ratos ob/ob. Sua descoberta foi seguida pela caracterização de outros peptídeos e proteínas secretadas pelos adipócitos com potenciais efeitos autócrinos e/ou parácrinos no próprio TA, ou com os efeitos endócrinos em órgãos distantes. O TA subcutâneo tem maior atividade secretora de leptina e chega a liberar 2 a 8 vezes mais hormônio em comparação com o TA visceral (Hermsdorff & Monteiro, 2004).

Após liberada pelo adipócito, a leptina chega à circulação, atravessa a barreira sangue-cérebro por difusão facilitada e se une aos receptores específicos no hipotálamo. A estimulação destes receptores leva à supressão do apetite e ao aumento do metabolismo por meio da estimulação da atividade simpática. Especificamente, a leptina parece inibir a liberação de neuropeptídeo Y (NPY), ácido gama-aminobutírico (GABA) e estimular a de proopiomelanocortina (PMC). Como NPY e GABA são orexígenos e POMC é anorexígeno, a leptina promoveria a sensação de saciedade e aumentaria o gasto energético (Khan & Joseph, 2014).

Apesar do efeito predominantemente central, também podem ser observados efeitos periféricos em fígado, músculos, células endoteliais, adrenais e células adiposas. No tecido adiposo, a leptina parece atuar promovendo a alteração das células para um fenótipo rico em mitocôndrias e mais capaz de oxidar gorduras (Margetic et al., 2002). Além dos efeitos diretos, a leptina estimula a liberação do fator de necrose tumoral alfa (TNFα) e óxido nítrico (NO) em células de gordura (Mastronardi et al., 2002).

Recentemente, a leptina tem sido apontada como atenuadora da resposta imune e teria um suposto papel no aumento da pressão sanguínea (Shek et al., 1998; Correia et al., 2001). Segundo Gimeno & Klaman (2005), a leptina parece ter tanto efeitos deletérios quanto protetores na função cardiovascular. Modelos animais de deficiência de leptina revelam que, apesar da obesidade, os animais mostram resistência a hipertensão, trombose e alterações na fibrinólise. Por outro lado, a deficiência de leptina está associada à hipertrofia cardíaca. Adicionalmente, há evidências de que este hormônio diminue a sensibilidade à insulina em ratos obesos (Buettner et al., 2000), embora possa melhorar marcadamente a sensibilidade à insulina em pacientes com lipodistrofia, nos quais se observam baixos níveis de leptina circulante (Oral et al., 2002).

Há relação direta entre a quantidade de TA e as concentrações de leptina, de modo que um aumento das reservas de gorduras normalmente leva a um aumento concomitante da quantidade de leptina no sangue. Entretanto, indivíduos obesos paradoxalmente apresentam características similares à falta do hormônio (acúmulo excessivo de gordura, hiperfagia, diabetes...), apesar de apresentarem concentrações normais ou altas de leptina (Vettor et al., 1997; Lissner et al., 1999). As hipóteses mais prováveis são que os efeitos da leptina sejam contrabalanceados por fatores socioculturais (má alimentação, sedentarismo...) ou que o hormônio não exerça seus efeitos adequadamente devido a defeitos nos mecanismos de sinalização nos níveis dos receptores e pós-receptores (Mattevi et al., 2002; Huan et al., 2003).

Componentes do sistema renina-angiotensina (SRA)

O sistema renina-angiotensina-aldosterona é um importante mecanismo de controle de líquidos no corpo humano. Células especializadas dos rins (justaglomerulares) secretam uma protease denominada renina, enquanto células hepáticas secretam o angiotensinogênio (AGT). A renina cliva o angiotensinogênio, formando a angiotensina I. Em seguida, a enzima conversora de angiotensina (ECA) converte a angiotensina I em angiotensina II, a qual tem uma série de efeitos sistêmicos e renais.

A concentração aumentada de angiotensina II promove reabsorção de sódio nos túbulos renais e tem potente efeito vasoconstritor, o que induz ao aumento da pressão arterial e do volume vascular e estimula a secreção de aldosterona pela glândula adrenal (Kershaw & Flier, 2004) (figura 1). A angiotensina II também tem forte efeito aterogênico, que ocorre por meio do estímulo à produção de moléculas de adesão, de fator estimulador de colônia na parede endotelial, aumento da produção de radicais livres, da atividade plaquetária e da expressão de inibidor do ativador de plasminogênio (Lyon et al., 2003; Hermsdorff & Monteiro, 2004).

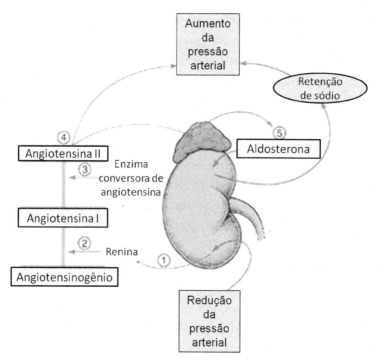

Figura 1: controle da pressão arterial pelo sistema renina-angiotensina

A liberação de alguns componentes do SRA, tais como AGT e angiotensina II, é induzida durante a adipogênese (Engeli et al., 2003). A angiotensina II promove o crescimento e a diferenciação dos adipócitos, impulsionando diretamente a adipogênese e indiretamente a síntese das prostaglandinas (Engeli et al., 2003).

O angiotensinogênio (AGT) é produzido principalmente pelo fígado, mas o TA é seu principal produtor extra-hepático (Massiera et al., 2001). Tanto a expressão de AGT quanto de outras enzimas envolvidas no SRA tem sido encontrada no TA em modelos animais e humanos (Jones et al., 1997; Karlsson et al., 1998). De fato, ao que parece, todos os componentes do sistema RA são encontrados nos TAs de humanos (Crandall et al., 1994; Karlsson et al., 1998).

Inibidor do ativador de plasminogênio (PAI-1)

A plasmina é uma enzima proteolítica que digere coágulos presentes nos vasos, causando um efeito hipocoagulante. Quando um coágulo é formado, grande quantidade de plasminogênio prende-se a ele, juntamente a outras proteínas. No entanto, a destruição do coágulo não se inicia até a plasmina ser ativada. Para isso ocorrer, o tecido afetado secreta o ativador de plasminogênio (PA), o qual converte o plasminogênio em plasmina.

Acredita-se que deficiências neste sistema fibrinolítico participem nas complicações cardiovasculares da obesidade. Este defeito tem sido ligado ao inibidor do ativador de plasminogênio (PAI-1), cuja principal função é inibir a fibrinólise ao impedir a atividade do PA. O PAI-1 também influencia a angiogênese e a migração celular, pois compete com o receptor de integrina na matriz extracelular de vitronectina (Guerre-Millo, 2004). Além dos efeitos cardiovasculares, estudos em ratos e humanos sugerem que o PAI-1 também tem importante papel na resistência à insulina (Raji et al., 2001; Schafer et al., 2001).

O TA, especialmente a gordura visceral, é a principal fonte de PAI-1 na obesidade (Mavri et al., 1999) e seus níveis são positivamente correlacionados com as características da síndrome metabólica, predizendo um risco futuro de diabetes tipo 2 e doenças cardiovasculares (Mertens & Van Gaal, 2002; Juhan-Vague et al., 2003).

Proteína estimuladora de acilação (Acylation-stimulating protein - ASP)

Por muito tempo, acreditou-se que a insulina era o único regulador da absorção de gordura pelo TA, mas atualmente já se conhecem outros peptídeos envolvidos no processo. Um deles é a proteína estimuladora da acilação (ASP), composta por 76 aminoácidos e produzida pela interação de três proteínas secretadas pelo TA: C3, adipsina e fator B (Baldo et al., 1993).

A atividade mais conhecida da ASP é o estímulo ao armazenamento de triacilgliceróis pelos adipócitos (Saleh et al., 1998; Kalant et al., 2000; Guerre-Millo, 2004), o que ocorre por meio de diferentes processos: aumento do transporte de glicose, aumento da re-estificação de ácidos graxos e inibição da lipólise (Cianflone et al., 1999; Van Harmelen et al., 1999). A maioria dos estudos em seres humanos relata um aumento substancial de ASP em indivíduos obesos, com diminuição após a perda de peso (Kalant et al., 2000; Faraj et al., 2003).

Resistina

Em janeiro de 2001, um grupo de pesquisadores liderados por Claire M. Steppan publicou um trabalho no qual se apresentava o hormônio que poderia ser o elo entre obesidade e diabetes. O hormônio foi batizado de resistina, em referência à resistência à insulina. O grupo de pesquisadores verificou, em ratos, que os níveis de resistina são reduzidos com a utilização da droga antidiabética rosiglitazone, enquanto a obesidade induzida pela dieta, pelo contrário, aumenta os níveis desta citocina. Além disso, a administração de drogas anti-resistina melhorou os níveis sanguíneos de glicose e a ação da insulina na obesidade induzida pela dieta

(Steppan et al., 2001). De fato, verificou-se posteriormente que os níveis de resistina são associados à obesidade em animais e humanos; sua expressão em diabéticos tipo II chega a ser 20% maior em comparação com indivíduos não diabéticos (Hermsdorff & Monteiro, 2004).

A resistência à insulina causada pela resistina é atribuída ao aumento da produção de glicose e não à deficiência na captação, isto indica que o hormônio tem um potente efeito hepático e não necessariamente periférico (Rajala et al., 2003; Rajala & Scherer, 2003; Kershaw & Flier, 2004). Em humanos, a expressão de resistina é maior em monócitos e outras células não gordurosas do TA do que nos adipócitos (Rajala & Scherer, 2003). É importante ressaltar que, apesar de existirem algumas evidências a favor do papel da resistina na resistência à insulina, os estudos em humanos ainda são controversos (Savage et al., 2001; Janke et al., 2002).

Além do papel na resistência à insulina, a resistina também pode estar ligada a processos inflamatórios, como artrite (Gomez-Ambrosi & Fruhbeck, 2001; Schaffler et al., 2003) e aterogênese (Hermsdorff & Monteiro, 2004).

Adiponectina

A adiponectina é uma proteína específica do TA (Ukkola & Santaniemi, 2002), clonada pela primeira vez nos anos 1990 (Scherer et al., 1995; Maeda et al., 1996; Beltowski, 2003). A quantidade de adiponectina circulante varia entre 5-30 nM, sendo maior em mulheres que em homens (Combs et al., 2003; Ronti et al., 2006).

Ao contrário das outras adipocinas, a adiponectina é reduzida em indivíduos obesos (Arita et al., 1999; Ronti et al., 2006) e aumenta com a perda de peso (Yang et al., 2001; Ronti et al., 2006; Manço et al., 2007). O mecanismo pelo qual o excesso de peso interfere na liberação desta citocina ainda não é conhecido, no entanto, o fato da insulina estimular e do TNFα inibir leva a crer que a resistência à insulina e o aumento na expressão de TNFα contribuam para esta situação.

A adiponectina atua em fígado, músculo esquelético, paredes vasculares e células endoteliais e parece ter um efeito protetor para o organismo, melhorando a ação da insulina e apresentando ação anti-inflamatória (Khan & Joseph, 2014). Sua concentração tem relação inversa com patologias como diabetes, hipertensão e problemas cardiovasculares (Ouchi et al., 1999; Hotta et al., 2000; Weyer et al., 2001; Ukkola & Santaniemi, 2002; Beltowski, 2003; Ouchi et al., 2003; Frystyk et al., 2007).

Estudos em animais revelam que a adiponectina reduz a hiperglicemia em modelos de obesidade/diabetes, em um efeito associado com o aumento da sensibilidade à insulina e não com a estimulação de sua liberação (Beltowski, 2003). Alguns supostos mecanismos para a atuação da adiponectina na sensibilidade a insulina são: aumento da oxidação de ácidos graxos e consequente diminuição do acúmulo de lipídeos dentro do músculo; redução na liberação de glicose hepática; melhorias na sinalização no nível de receptor/pós-receptor e inibição da sinalização pelo TNFα (Ukkola & Santaniemi, 2002; Beltowski, 2003; Rajala & Scherer, 2003). Em modelos de ratos lipoatrofiados, a resistência à insulina foi totalmente revertida com a combinação de leptina e adiponectina, no entanto, a reversão foi apenas parcial com o uso de apenas uma das substâncias, o que sugere que leptina e adiponectina trabalhem em sinergia na sensibilidade à insulina (Yamauchi et al., 2001), apesar de atuarem por vias diferentes (Yamauchi et al., 2003).

Adicionalmente, a adiponectina tem efeito inibidor sobre o processo inflamatório e, possivelmente, na aterogênese (Libby et al., 2002), além de estar envolvida na modulação de respostas inflamatórias por inibir a proliferação das células mielomonocíticas, provavelmente por indução da apoptose (Yokota et al., 2000). Outro possível efeito da adiponectina é a aceleração do metabolismo, conforme sugerido por Yamauchi (2001) e Fruebis (2001).

Um dos passos iniciais da aterogênese é a aderência de monócitos nas células endoteliais e sua migração para o espaço subentodelial. A adiponectina suprime a aderência dos monócitos estimulados pelo TNFα, o que resulta na diminuição da expressão de moléculas de adesão. Adicionalmente, a adiponectina reduz a quantidade de ésteres de colesterol nos macrófagos e inibe a transformação dos macrófagos em células espumosas (Beltowski, 2003; Ronti et al., 2006). Ou seja, a adiponectina pode reduzir a aterogênese por meio de três mecanismos: inibição da aderência dos monócitos, redução de sua atividade fagocítica e diminuição do acúmulo de lipoproteínas nas paredes vasculares (Matsuzawa et al., 1999). Portanto, a adiponectina e o TNFα aparentam ser antagonistas na parede arterial e no tecido adiposo (Maeda et al., 2001).

Fator de necrose tumoral alfa

O fator de necrose tumoral alfa (TNFα) é uma proteína predominantemente secretada por macrófagos, que induz à morte células tumorais, levando à necrose. O TNFα foi a primeira adipocina proposta como elo entre obesidade e resistência à insulina (Hotamisligil et al., 1993; Hotamisligil et al., 1994; Hotamisligil, 2000; Moller, 2000). Evidências mostram que a expressão do TNFα é aumentada na obesidade e diminuída com a perda de peso (Zahorska-Markiewicz et al., 2000; Kopp et al., 2003).

A expressão gênica do TNFα influencia tecidos metabolicamente importantes, tais como TA e fígado (Ruan et al., 2002). No TA, o TNFα inibe genes envolvidos na captação e no armazenamento de glicose e de ácidos graxos não esterificados (NEFAs), suprime genes para os fatores de transcrição envolvidos na adipogênese e lipogênese e promove mudanças na expressão de várias adipocinas, incluindo adiponectina e IL-6 (Ruan et al., 2002). No fígado, o TNFα suprime a expressão de genes envolvidos na captação e no metabolismo da glicose, na oxidação dos ácidos graxos, e aumenta a expressão dos genes envolvidos na síntese colesterol e ácidos graxos (Ruan et al., 2002).

Os resultados de um estudo em ratos introduziu o termo sinalização "vasócrina" ao sugerir que a produção de TNFα pela camada de gordura que envolve a origem das arteríolas inibe a síntese de óxido nítrico e resulta em vasoconstrição (Yudkin et al., 2005), o que pode levar ao aumento da pressão arterial.

Alguns estudos demonstraram que o TNFα altera a ação da insulina em células de cultura (del Aguila et al., 1999). Além disso, anticorpos anti-TNFα melhoram a sensibilidade à insulina em roedores obesos, enquanto ratos deficientes em TNFα são protegidos contra a diabete induzida pela obesidade (Uysal et al., 1997). No entanto, as evidências em humanos ainda não são suficientes para afirmar que há efeito endócrino do TNFα produzido pelo TA, sendo mais provável um efeito parácrino-autócrino, que pode incluir o aumento da expressão de inibidor do ativador de plasminogênio-1 (PAI-1), interleucina-6 (IL-6) e proteína C reativa (CRP) e diminuição da adiponectina e GLUT-4.

O TNFα também pode estar envolvido na aterogênese. Este efeito provavelmente é mediado pelo fator de transcrição k-β, resultando na migração de monócitos e sua conversão em macrófagos na parede do endotélio, além de estimular a expressão da molécula de adesão na superfície das células endoteliais e musculares lisas (Lyon et al., 2003; Hermsdorff & Monteiro, 2004). Outras patologias associadas à obesidade nas quais o TNFα também pode ter influência são: artrite, lesões endoteliais e problemas na coagulação (Grau & Lou, 1993; Maini et al., 1993).

Interleucina-6 (IL-6)

Estima-se que de 10 a 30% da Interleucina-6 (IL-6) circulante no corpo humano seja secretada pelo TA (Mohamed-Ali et al., 1998), sendo grande parte (cerca de 90%) liberada por células não gordurosas (Fried et al., 1990). O TA visceral tem o maior potencial

56

secretor e libera quantidade de IL-6 cerca de 3 vezes mais que o tecido subcutâneo (Fried et al., 1998).

Os níveis plasmáticos de IL-6 são altamente correlacionados à massa corporal e positivamente correlacionados à resistência a insulina e doenças cardiovasculares (Bastard et al., 2000; Bastard et al., 2002; Fernandez-Real & Ricart, 2003). Alguns mecanismos pelos quais a IL-6 pode interferir na sensibilidade à insulina se dão por meio das alterações na ação do hormônio nos hepatócitos (Senn et al., 2002), inibição da expressão do substrato receptor de insulina 1 (IRS-1) e aumento da expressão de SOCS-3 (Khan & Joseph, 2014). Estudos em ratos revelam que a IL-6 estimula a liberação de gordura pelo fígado (Nonogaki et al., 1995), o que pode contribuir para a hiperlipidemia associada com a obesidade, especialmente a abdominal. Além disso, a interferência negativa na liberação de adiponectina também reforça efeitos deletérios desse peptídeo na saúde (Kershaw & Flier, 2004).

No entanto, os efeitos centrais do IL-6 parecem ser diferentes (Wallenius et al., 2002), pois a administração periférica resulta em níveis aumentados de triacilgliceróis e de glicose, além de agravar a resistência à insulina. Por outro lado, a administração central leva ao aumento do dispêndio energético, tanto que há uma correlação negativa entre os níveis centrais de IL-6 e o peso corporal (Stenlof et al., 2003).

Com relação aos níveis sanguíneos, um estudo de Rexrode (2003) revelou que as mulheres incluídas no quartil de maior IMC (> 29,3) possuíam risco quatro vezes maior de apresentarem níveis elevados de IL-6, o que corresponderia a um risco mais que duas vezes superior de infarto do miocárdio e diabetes. Os níveis aumentados de IL-6 também estavam associados à hipertensão na amostra estudada. Posteriormente, Kanaya et al (2004) verificaram que baixos níveis de adiponectina e altos níveis de IL-6 e PAI-1 são independentemente associados com diabetes em homens, mesmo após ajuste pela gordura acumulada.

Os polimorfismos no gene IL-6 foram ligados à obesidade, ao dispêndio de energia, à sensibilidade a insulina e ao diabetes tipo 2 (Fernandez-Real & Ricart, 2003). Além disso, a administração periférica de IL-6 induz a hiperlipidemia, hiperglicemia, e a resistência à insulina em roedores e humanos (Fernandez-Real & Ricart, 2003).

Proteína C reativa (CRP)

A CRP é um marcador inflamatório e tem sido associado a um risco aumentado de doenças cardiovasculares (Hermsdorff & Monteiro, 2004). A CRP é altamente expressa no TA, entretanto, a maior atuação do TA parece ser indireta, por meio da IL-6, que estimula a produção hepática de CRP (Trayhurn & Wood, 2005).

Em um estudo envolvendo 773 mulheres, Rexrode et al. (2003) verificaram uma estreita relação entre IMC e níveis de CRP. A comparação entre os quartis com maior (>28,3 kg/m2) e menor (<22,4 kg/m2) IMC mostrou que os níveis de CRP eram 4 vezes mais altos em mulheres com IMC elevado. De acordo com os resultados, mulheres com IMC maior que 28,3 kg/m2 possuíam risco 12 vezes maior de apresentar altos níveis de CRP, o que equivaleria a um risco 4 vezes maior de doenças cardiovasculares e diabetes.

Fator de transcrição ativados por ligantes gama (PPAR-γ)

Os PPAR são grupos de receptores nucleares que estão intimamente ligados à diferenciação celular e ao metabolismo de carboidratos, lipídeos e proteínas. Após unirem-se a receptores específicos, os PPAR se ligam a regiões específicas do DNA, regulando a expressão de determinados genes. Os PPAR podem ser de três tipos: alfa (α), predominantemente encontrado no fígado, coração, músculo esquelético e paredes vasculares; delta (δ), encontrado prioritariamente na pele, cérebro e TA; e gama (γ), o único expresso em altos níveis especificamente no TA.

Algumas das ações do PPAR-γ são (Hermsdorff & Monteiro, 2004): redução da expressão de resistina e TNFα; aumento da expressão de adiponectina; aumento da atividade da LPL, proteínas transportadoras de ácidos graxos e da acetil CoA sintetase; e redistribuição da gordura muscular e TA abdominal para o TA glúteo-femoral. Portanto, o PPAR-γ parece ter um efeito benéfico à saúde.

Visfatina

A visfatina, também conhecida como fator estimulador das células pré-B (PBEF) e nicotinamida fosforribosiltransferase (NAMPT), é produzida primariamente pelo tecido adiposo visceral e secundariamente pelo fígado, músculo, linfócitos e medula óssea. Essa adipocina descoberta em 2005 tem uma função similar à insulina, tanto em termos sistêmicos quanto locais (Fukuhara et al., 2005). Em uma meta-análise sobre o tema, Chang et al. verificaram uma ligação entre visfatina e a homeostase de glicose, bem como uma correlação positiva entre seus níveis e desordens metabólicas como a obesidade, diabetes tipo 2, problemas cardiovasculares, síndrome metabólica (Chang et al., 2011).

Apesar da razão para o aumento de visfatina nessas patologias ainda não estar clara, parece ser consequência e não necessariamente causa dos defeitos no metabolismo de glicose, pois o aumento da visfatina poderia ocorrer para compensar a resistência à insulina (Khan & Joseph, 2014). Tal hipótese é reforçada pelo fato de a administração de visfatina melhorar a sensibilidade à insulina em modelos animais (Yoshino et al., 2011). No entanto, é preciso ter cautela antes de atribuir um possível efeito benéfico da visfatina em humanos, tendo em vista sua possível associação com aterogênese, disfunções vasculares e inflamação (Chang et al., 2011).

Infiltração de macrófagos

Estudos recentes revelaram que a obesidade está vinculada à infiltração de macrófagos nos tecidos, tanto em ratos quanto em humanos (Weisberg et al., 2003; Xu et al., 2003; Curat et al., 2004), o que pode estar relacionado a resistência a insulina e a doenças cardiovasculares. Entre os fatores associados à invasão de macrófagos podem-se destacar a proteína quimiotática de monócitos 1 (MCP-1) e o fator inibidor da migração de macrófagos (MIF).

A MCP-1 é um potente atrator de monócitos, cuja expressão é aumentada na obesidade (Sartipy & Loskutoff, 2003; Takahashi et al., 2003). Diversos estudos verificaram efeitos deletérios desta proteína no organismo, estabelecendo relação entre seus níveis e o aumento de lesões endoteliais (Yla-Herttuala et al., 1991; Takeya et al., 1993), resistência à insulina e esteatose hepática (Kanda et al., 2006). O MIF, por sua vez, regula o acúmulo de macrófagos nos tecidos e seus níveis estão diretamente associados com o IMC (Skurk et al., 2005). Os níveis sistêmicos de MIF são associados com resistência a insulina e respostas inflamatórias (Herder et al., 2006).

Considerações finais

A obesidade é vinculada a diversas complicações metabólicas, endócrinas e cardiovasculares, as quais têm sua incidência aumentada à medida que a quantidade de obesos cresce. No entanto, a forma como o excesso de gordura se relaciona com estas patologias ainda não está explícita. Esta relação tem sido esclarecida na medida em que se confirmou que o TA participa da regulação da ingestão de alimentos, gasto energético, metabolismo de substratos e diversos outros processos fisiológicos por meio de seus produtos endócrinos, parácrinos e autócrinos, chamados adipocinas. No entanto, apesar de diversas adipocinas terem sido identificadas, ainda são necessárias avaliações aprofundadas para definir com precisão seus efeitos fisiológicos. Trabalhos futuros esclarecerão os mecanismos da associação entre o acúmulo de gordura e determinadas patologias, tornando possível empregar abordagens mais precisas para o tratamento das consequências nocivas da obesidade e do excesso de peso.

A secreção de adipocinas, bem como outras características metabólicas, podem ajudar a explicar a diferença entre os efeitos do acúmulo de gordura em distintas regiões do corpo. O TA visceral tem maior atividade metabólica, sendo mais sensível à ação de catecolaminas e de beta-agonistas e mais resistente à ação da insulina. Além disso, o TA visceral entrega gordura diretamente ao fígado pela veia porta, o que pode agravar lesões neste órgão e causar efeitos negativos na lipidemia. O TA visceral secreta maiores quantidades de adipocinas ligadas às respostas inflamatórias, como resistina, angiotensina I, PAI-1, CRP, IL-6, seguido pelo TA subcutâneo abdominal e, por último, o TA subcutâneo da região glútea e femoral (Hermsdorff & Monteiro, 2004). Já a ASP e a leptina são secretadas em maior quantidade pelo TA subcutâneo abdominal e glúteo-femoral. Esta diferença na atividade é provavelmente a origem das consequências metabólicas de se acumular gordura em diferentes compartimentos.

O exercício é comumente recomendado para promover alterações positivas na saúde de indivíduos obesos, o que pode levar à sugestão que ele tenha efeito direto na secreção das adipocinas. No entanto, uma revisão de literatura revela que o papel do exercício nos níveis de adiponectina é indireto, mediado por alterações no balanço energético, em termos agudos, e pela perda de peso, em termos crônicos (Berggren et al., 2005). Portanto, o exercício só será eficiente no controle das adipocinas na medida em que for eficiente para promover a perda de gordura.

☐

Referências bibliográficas

Arita Y, Kihara S, Ouchi N, Takahashi M, Maeda K, Miyagawa J, Hotta K, Shimomura I, Nakamura T, Miyaoka K, Kuriyama H, Nishida M, Yamashita S, Okubo K, Matsubara K, Muraguchi M, Ohmoto Y, Funahashi T & Matsuzawa Y. (1999). Paradoxical decrease of an adipose-specific protein, adiponectin, in obesity. *Biochem Biophys Res Commun* **257**, 79-83.

Baldo A, Sniderman AD, St-Luce S, Avramoglu RK, Maslowska M, Hoang B, Monge JC, Bell A, Mulay S & Cianflone K. (1993). The adipsin-acylation stimulating protein system and regulation of intracellular triglyceride synthesis. *J Clin Invest* **92**, 1543-1547.

Bastard JP, Jardel C, Bruckert E, Blondy P, Capeau J, Laville M, Vidal H & Hainque B. (2000). Elevated levels of interleukin 6 are reduced in serum and subcutaneous adipose tissue of obese women after weight loss. *J Clin Endocrinol Metab* **85**, 3338-3342.

Bastard JP, Maachi M, Van Nhieu JT, Jardel C, Bruckert E, Grimaldi A, Robert JJ, Capeau J & Hainque B. (2002). Adipose tissue IL-6 content correlates with resistance to insulin activation of glucose uptake both in vivo and in vitro. *J Clin Endocrinol Metab* **87**, 2084-2089.

Beltowski J. (2003). Adiponectin and resistin--new hormones of white adipose tissue. *Med Sci Monit* **9**, RA55-61.

Berggren JR, Hulver MW & Houmard JA. (2005). Fat as an endocrine organ: influence of exercise. *J Appl Physiol* **99**, 757-764.

Buettner R, Newgard CB, Rhodes CJ & O'Doherty RM. (2000). Correction of diet-induced hyperglycemia, hyperinsulinemia, and skeletal muscle insulin resistance by moderate hyperleptinemia. *Am J Physiol Endocrinol Metab* **278,** E563-569.

Chaldakov GN, Stankulov IS, Hristova M & Ghenev PI. (2003). Adipobiology of disease: adipokines and adipokine-targeted pharmacology. *Curr Pharm Des* **9,** 1023-1031.

Chang YH, Chang DM, Lin KC, Shin SJ & Lee YJ. (2011). Visfatin in overweight/obesity, type 2 diabetes mellitus, insulin resistance, metabolic syndrome and cardiovascular diseases: a meta-analysis and systemic review. *Diabetes Metab Res Rev* **27,** 515-527.

Cianflone K, Maslowska M & Sniderman AD. (1999). Acylation stimulating protein (ASP), an adipocyte autocrine: new directions. *Semin Cell Dev Biol* **10,** 31-41.

Combs TP, Berg AH, Rajala MW, Klebanov S, Iyengar P, Jimenez-Chillaron JC, Patti ME, Klein SL, Weinstein RS & Scherer PE. (2003). Sexual differentiation, pregnancy, calorie restriction, and aging affect the adipocyte-specific secretory protein adiponectin. *Diabetes* **52,** 268-276.

Correia ML, Morgan DA, Sivitz WI, Mark AL & Haynes WG. (2001). Leptin acts in the central nervous system to produce dose-dependent changes in arterial pressure. *Hypertension* **37,** 936-942.

Crandall DL, Herzlinger HE, Saunders BD, Armellino DC & Kral JG. (1994). Distribution of angiotensin II receptors in rat and human adipocytes. *J Lipid Res* **35,** 1378-1385.

Curat CA, Miranville A, Sengenes C, Diehl M, Tonus C, Busse R & Bouloumie Λ. (2004). From blood monocytes to adipose tissue-resident macrophages: induction of diapedesis by human mature adipocytes. *Diabetes* **53,** 1285-1292.

del Aguila LF, Claffey KP & Kirwan JP. (1999). TNF-alpha impairs insulin signaling and insulin stimulation of glucose uptake in C2C12 muscle cells. *Am J Physiol* **276**, E849-855.

Ehrhart-Bornstein M, Lamounier-Zepter V, Schraven A, Langenbach J, Willenberg HS, Barthel A, Hauner H, McCann SM, Scherbaum WA & Bornstein SR. (2003). Human adipocytes secrete mineralocorticoid-releasing factors. *Proc Natl Acad Sci U S A* **100**, 14211-14216.

Engeli S, Schling P, Gorzelniak K, Boschmann M, Janke J, Ailhaud G, Teboul M, Massiera F & Sharma AM. (2003). The adipose-tissue renin-angiotensin-aldosterone system: role in the metabolic syndrome? *Int J Biochem Cell Biol* **35**, 807-825.

Fain JN, Madan AK, Hiler ML, Cheema P & Bahouth SW. (2004). Comparison of the release of adipokines by adipose tissue, adipose tissue matrix, and adipocytes from visceral and subcutaneous abdominal adipose tissues of obese humans. *Endocrinology* **145**, 2273-2282.

Faraj M, Havel PJ, Phelis S, Blank D, Sniderman AD & Cianflone K. (2003). Plasma acylation-stimulating protein, adiponectin, leptin, and ghrelin before and after weight loss induced by gastric bypass surgery in morbidly obese subjects. *J Clin Endocrinol Metab* **88**, 1594-1602.

Fernandez-Real JM & Ricart W. (2003). Insulin resistance and chronic cardiovascular inflammatory syndrome. *Endocr Rev* **24**, 278-301.

Fried SK, Bunkin DA & Greenberg AS. (1998). Omental and subcutaneous adipose tissues of obese subjects release interleukin-6:

depot difference and regulation by glucocorticoid. *J Clin Endocrinol Metab* **83,** 847-850.

Fruebis J, Tsao TS, Javorschi S, Ebbets-Reed D, Erickson MR, Yen FT, Bihain BE & Lodish HF. (2001). Proteolytic cleavage product of 30-kDa adipocyte complement-related protein increases fatty acid oxidation in muscle and causes weight loss in mice. *Proc Natl Acad Sci U S A* **98,** 2005-2010.

Frystyk J, Berne C, Berglund L, Jensevik K, Flyvbjerg A & Zethelius B. (2007). Serum adiponectin is a predictor of coronary heart disease: a population-based 10-year follow-up study in elderly men. *J Clin Endocrinol Metab* **92,** 571-576.

Fukuhara A, Matsuda M, Nishizawa M, Segawa K, Tanaka M, Kishimoto K, Matsuki Y, Murakami M, Ichisaka T, Murakami H, Watanabe E, Takagi T, Akiyoshi M, Ohtsubo T, Kihara S, Yamashita S, Makishima M, Funahashi T, Yamanaka S, Hiramatsu R, Matsuzawa Y & Shimomura I. (2005). Visfatin: a protein secreted by visceral fat that mimics the effects of insulin. *Science* **307,** 426-430.

Funahashi T, Nakamura T, Shimomura I, Maeda K, Kuriyama H, Takahashi M, Arita Y, Kihara S & Matsuzawa Y. (1999). Role of adipocytokines on the pathogenesis of atherosclerosis in visceral obesity. *Intern Med* **38,** 202-206.

Gimeno RE & Klaman LD. (2005). Adipose tissue as an active endocrine organ: recent advances. *Curr Opin Pharmacol* **5,** 122-128.

Gomez-Ambrosi J & Fruhbeck G. (2001). Do resistin and resistin-like molecules also link obesity to inflammatory diseases? *Ann Intern Med* **135,** 306-307.

Grau GE & Lou J. (1993). TNF in vascular pathology: the importance of platelet-endothelium interactions. *Res Immunol* **144,** 355-363.

Guerre-Millo M. (2004). Adipose tissue and adipokines: for better or worse. *Diabetes Metab* **30,** 13-19.

Herder C, Kolb H, Koenig W, Haastert B, Muller-Scholze S, Rathmann W, Holle R, Thorand B & Wichmann HE. (2006). Association of systemic concentrations of macrophage migration inhibitory factor with impaired glucose tolerance and type 2 diabetes: results from the Cooperative Health Research in the Region of Augsburg, Survey 4 (KORA S4). *Diabetes Care* **29,** 368-371.

Hermsdorff HH & Monteiro JB. (2004). [Visceral, subcutaneous or intramuscular fat: where is the problem?]. *Arq Bras Endocrinol Metabol* **48,** 803-811.

Hotamisligil GS. (2000). Molecular mechanisms of insulin resistance and the role of the adipocyte. *Int J Obes Relat Metab Disord* **24 Suppl 4,** S23-27.

Hotamisligil GS, Murray DL, Choy LN & Spiegelman BM. (1994). Tumor necrosis factor alpha inhibits signaling from the insulin receptor. *Proc Natl Acad Sci U S A* **91,** 4854-4858.

Hotamisligil GS, Shargill NS & Spiegelman BM. (1993). Adipose expression of tumor necrosis factor-alpha: direct role in obesity-linked insulin resistance. *Science* **259,** 87-91.

Hotta K, Funahashi T, Arita Y, Takahashi M, Matsuda M, Okamoto Y, Iwahashi H, Kuriyama H, Ouchi N, Maeda K, Nishida M, Kihara S, Sakai N, Nakajima T, Hasegawa K, Muraguchi M, Ohmoto Y, Nakamura T, Yamashita S, Hanafusa T & Matsuzawa Y. (2000).

Plasma concentrations of a novel, adipose-specific protein, adiponectin, in type 2 diabetic patients. *Arterioscler Thromb Vasc Biol* **20,** 1595-1599.

Huan JN, Li J, Han Y, Chen K, Wu N & Zhao AZ. (2003). Adipocyte-selective reduction of the leptin receptors induced by antisense RNA leads to increased adiposity, dyslipidemia, and insulin resistance. *J Biol Chem* **278,** 45638-45650.

Janke J, Engeli S, Gorzelniak K, Luft FC & Sharma AM. (2002). Resistin gene expression in human adipocytes is not related to insulin resistance. *Obes Res* **10,** 1-5.

Jones BH, Standridge MK, Taylor JW & Moustaid N. (1997). Angiotensinogen gene expression in adipose tissue: analysis of obese models and hormonal and nutritional control. *Am J Physiol* **273,** R236-242.

Juhan-Vague I, Alessi MC, Mavri A & Morange PE. (2003). Plasminogen activator inhibitor-1, inflammation, obesity, insulin resistance and vascular risk. *J Thromb Haemost* **1,** 1575-1579.

Kalant D, Phelis S, Fielding BA, Frayn KN, Cianflone K & Sniderman AD. (2000). Increased postprandial fatty acid trapping in subcutaneous adipose tissue in obese women. *J Lipid Res* **41,** 1963-1968.

Kanaya AM, Harris T, Goodpaster BH, Tylavsky F & Cummings SR. (2004). Adipocytokines attenuate the association between visceral adiposity and diabetes in older adults. *Diabetes Care* **27,** 1375-1380.

Kanda H, Tateya S, Tamori Y, Kotani K, Hiasa K, Kitazawa R, Kitazawa S, Miyachi H, Maeda S, Egashira K & Kasuga M. (2006). MCP-1 contributes to macrophage infiltration into adipose tissue, insulin resistance, and hepatic steatosis in obesity. *J Clin Invest* **116,** 1494-1505.

Karlsson C, Lindell K, Ottosson M, Sjostrom L, Carlsson B & Carlsson LM. (1998). Human adipose tissue expresses angiotensinogen and enzymes required for its conversion to angiotensin II. *J Clin Endocrinol Metab* **83,** 3925-3929.

Kershaw EE & Flier JS. (2004). Adipose tissue as an endocrine organ. *J Clin Endocrinol Metab* **89,** 2548-2556.

Khan M & Joseph F. (2014). Adipose tissue and adipokines: the association with and application of adipokines in obesity. *Scientifica (Cairo)* **2014,** 328592.

Kopp HP, Kopp CW, Festa A, Krzyzanowska K, Kriwanek S, Minar E, Roka R & Schernthaner G. (2003). Impact of weight loss on inflammatory proteins and their association with the insulin resistance syndrome in morbidly obese patients. *Arterioscler Thromb Vasc Biol* **23,** 1042-1047.

Libby P, Ridker PM & Maseri A. (2002). Inflammation and atherosclerosis. *Circulation* **105,** 1135-1143.

Lissner L, Karlsson C, Lindroos AK, Sjostrom L, Carlsson B, Carlsson L & Bengtsson C. (1999). Birth weight, adulthood BMI, and subsequent weight gain in relation to leptin levels in Swedish women. *Obes Res* **7,** 150-154.

Lyon CJ, Law RE & Hsueh WA. (2003). Minireview: adiposity, inflammation, and atherogenesis. *Endocrinology* **144,** 2195-2200.

Maeda K, Okubo K, Shimomura I, Funahashi T, Matsuzawa Y & Matsubara K. (1996) cDNA cloning and expression of a novel adipose specific collagen-like factor, apM1 (AdiPose Most abundant Gene transcript 1). *Biochem Biophys Res Commun* **221**, 286-289.

Maeda N, Takahashi M, Funahashi T, Kihara S, Nishizawa H, Kishida K, Nagaretani H, Matsuda M, Komuro R, Ouchi N, Kuriyama H, Hotta K, Nakamura T, Shimomura I & Matsuzawa Y. (2001). PPARgamma ligands increase expression and plasma concentrations of adiponectin, an adipose-derived protein. *Diabetes* **50**, 2094-2099.

Maini RN, Brennan FM, Williams R, Chu CQ, Cope AP, Gibbons D, Elliott M & Feldmann M. (1993). TNF-alpha in rheumatoid arthritis and prospects of anti-TNF therapy. *Clin Exp Rheumatol* **11 Suppl 8**, S173-175.

Manco M, Fernandez-Real JM, Equitani F, Vendrell J, Valera Mora ME, Nanni G, Tondolo V, Calvani M, Ricart W, Castagneto M & Mingrone G. (2007). Effect of massive weight loss on inflammatory adipocytokines and the innate immune system in morbidly obese women. *J Clin Endocrinol Metab* **92**, 483-490.

Margetic S, Gazzola C, Pegg GG & Hill RA. (2002). Leptin: a review of its peripheral actions and interactions. *Int J Obes Relat Metab Disord* **26**, 1407-1433.

Massiera F, Bloch-Faure M, Ceiler D, Murakami K, Fukamizu A, Gasc JM, Quignard-Boulange A, Negrel R, Ailhaud G, Seydoux J, Meneton P & Teboul M. (2001). Adipose angiotensinogen is involved in adipose tissue growth and blood pressure regulation. *Faseb J* **15**, 2727-2729.

Mastronardi CA, Yu WH & McCann SM. (2002). Resting and circadian release of nitric oxide is controlled by leptin in male rats. *Proc Natl Acad Sci U S A* **99**, 5721-5726.

Matsuzawa Y, Funahashi T & Nakamura T. (1999). Molecular mechanism of metabolic syndrome X: contribution of adipocytokines adipocyte-derived bioactive substances. *Ann N Y Acad Sci* **892**, 146-154.

Mattevi VS, Zembrzuski VM & Hutz MH. (2002). Association analysis of genes involved in the leptin-signaling pathway with obesity in Brazil. *Int J Obes Relat Metab Disord* **26**, 1179-1185.

Mavri A, Stegnar M, Krebs M, Sentocnik JT, Geiger M & Binder BR. (1999). Impact of adipose tissue on plasma plasminogen activator inhibitor-1 in dieting obese women. *Arterioscler Thromb Vasc Biol* **19**, 1582-1587.

Mertens I & Van Gaal LF. (2002). Obesity, haemostasis and the fibrinolytic system. *Obes Rev* **3**, 85-101.

Mohamed-Ali V, Pinkney JH & Coppack SW. (1998). Adipose tissue as an endocrine and paracrine organ. *Int J Obes Relat Metab Disord* **22**, 1145-1158.

Moller DE. (2000). Potential role of TNF-alpha in the pathogenesis of insulin resistance and type 2 diabetes. *Trends Endocrinol Metab* **11**, 212-217.

Nonogaki K, Fuller GM, Fuentes NL, Moser AH, Staprans I, Grunfeld C & Feingold KR. (1995). Interleukin-6 stimulates hepatic triglyceride secretion in rats. *Endocrinology* **136**, 2143-2149.

Oral EA, Simha V, Ruiz E, Andewelt A, Premkumar A, Snell P, Wagner AJ, DePaoli AM, Reitman ML, Taylor SI, Gorden P & Garg A. (2002). Leptin-replacement therapy for lipodystrophy. *N Engl J Med* **346**, 570-578

Ouchi N, Kihara S, Arita Y, Maeda K, Kuriyama H, Okamoto Y, Hotta K, Nishida M, Takahashi M, Nakamura T, Yamashita S, Funahashi T & Matsuzawa Y. (1999). Novel modulator for endothelial adhesion molecules: adipocyte-derived plasma protein adiponectin. *Circulation* **100**, 2473-2476.

Ouchi N, Ohishi M, Kihara S, Funahashi T, Nakamura T, Nagaretani H, Kumada M, Ohashi K, Okamoto Y, Nishizawa H, Kishida K, Maeda N, Nagasawa A, Kobayashi H, Hiraoka H, Komai N, Kaibe M, Rakugi H, Ogihara T & Matsuzawa Y. (2003). Association of hypoadiponectinemia with impaired vasoreactivity. *Hypertension* **42**, 231-234.

Rajala MW, Obici S, Scherer PE & Rossetti L. (2003). Adipose-derived resistin and gut-derived resistin-like molecule-beta selectively impair insulin action on glucose production. *J Clin Invest* **111**, 225-230.

Rajala MW & Scherer PE. (2003). Minireview: The adipocyte--at the crossroads of energy homeostasis, inflammation, and atherosclerosis. *Endocrinology* **144**, 3765-3773.

Raji A, Seely EW, Arky RA & Simonson DC. (2001). Body fat distribution and insulin resistance in healthy Asian Indians and Caucasians. *J Clin Endocrinol Metab* **86**, 5366-5371.

Rexrode KM, Pradhan A, Manson JE, Buring JE & Ridker PM. (2003). Relationship of total and abdominal adiposity with CRP and IL-6 in women. *Ann Epidemiol* **13**, 674-682.

Ronti T, Lupattelli G & Mannarino E. (2006). The endocrine function of adipose tissue: an update. *Clin Endocrinol (Oxf)* **64**, 355-365.

Ruan H, Miles PD, Ladd CM, Ross K, Golub TR, Olefsky JM & Lodish HF. (2002). Profiling gene transcription in vivo reveals adipose tissue as an immediate target of tumor necrosis factor-alpha: implications for insulin resistance. *Diabetes* **51,** 3176-3188.

Saleh J, Summers LK, Cianflone K, Fielding BA, Sniderman AD & Frayn KN. (1998). Coordinated release of acylation stimulating protein (ASP) and triacylglycerol clearance by human adipose tissue in vivo in the postprandial period. *J Lipid Res* **39,** 884-891.

Sartipy P & Loskutoff DJ. (2003). Monocyte chemoattractant protein 1 in obesity and insulin resistance. *Proc Natl Acad Sci U S A* **100,** 7265-7270.

Savage DB, Sewter CP, Klenk ES, Segal DG, Vidal-Puig A, Considine RV & O'Rahilly S. (2001). Resistin / Fizz3 expression in relation to obesity and peroxisome proliferator-activated receptor-gamma action in humans. *Diabetes* **50,** 2199-2202.

Schafer K, Fujisawa K, Konstantinides S & Loskutoff DJ. (2001). Disruption of the plasminogen activator inhibitor 1 gene reduces the adiposity and improves the metabolic profile of genetically obese and diabetic ob/ob mice. *Faseb J* **15,** 1840-1842.

Schaffler A, Ehling A, Neumann E, Herfarth H, Tarner I, Scholmerich J, Muller-Ladner U & Gay S. (2003). Adipocytokines in synovial fluid. *Jama* **290,** 1709-1710.

Scherer PE, Williams S, Fogliano M, Baldini G & Lodish HF. (1995). A novel serum protein similar to C1q, produced exclusively in adipocytes. *J Biol Chem* **270,** 26746-26749.

Senn JJ, Klover PJ, Nowak IA & Mooney RA. (2002). Interleukin-6 induces cellular insulin resistance in hepatocytes. *Diabetes* **51,** 3391-3399.

Shek EW, Brands MW & Hall JE. (1998). Chronic leptin infusion increases arterial pressure. *Hypertension* **31,** 409-414.

Skurk T, Herder C, Kraft I, Muller-Scholze S, Hauner H & Kolb H. (2005). Production and release of macrophage migration inhibitory factor from human adipocytes. *Endocrinology* **146,** 1006-1011.

Stenlof K, Wernstedt I, Fjallman T, Wallenius V, Wallenius K & Jansson JO. (2003). Interleukin-6 levels in the central nervous system are negatively correlated with fat mass in overweight/obese subjects. *J Clin Endocrinol Metab* **88,** 4379-4383.

Steppan CM, Bailey ST, Bhat S, Brown EJ, Banerjee RR, Wright CM, Patel HR, Ahima RS & Lazar MA. (2001). The hormone resistin links obesity to diabetes. *Nature* **409,** 307-312.

Takahashi K, Mizuarai S, Araki H, Mashiko S, Ishihara A, Kanatani A, Itadani H & Kotani H. (2003). Adiposity elevates plasma MCP-1 levels leading to the increased CD11b-positive monocytes in mice. *J Biol Chem* **278,** 46654-46660.

Takeya M, Yoshimura T, Leonard EJ & Takahashi K. (1993). Detection of monocyte chemoattractant protein-1 in human atherosclerotic lesions by an anti-monocyte chemoattractant protein-1 monoclonal antibody. *Hum Pathol* **24,** 534-539.

Trayhurn P & Wood IS. (2005). Signalling role of adipose tissue: adipokines and inflammation in obesity. *Biochem Soc Trans* **33,** 1078-1081.

Ukkola O & Santaniemi M. (2002). Adiponectin: a link between excess adiposity and associated comorbidities? *J Mol Med* **80,** 696-702.

Uysal KT, Wiesbrock SM, Marino MW & Hotamisligil GS. (1997). Protection from obesity-induced insulin resistance in mice lacking TNF-alpha function. *Nature* **389,** 610-614.

Van Harmelen V, Reynisdottir S, Cianflone K, Degerman E, Hoffstedt J, Nilsell K, Sniderman A & Arner P. (1999). Mechanisms involved in the regulation of free fatty acid release from isolated human fat cells by acylation-stimulating protein and insulin. *J Biol Chem* **274,** 18243-18251.

Vettor R, Vicennati V, Gambineri A, Pagano C, Calzoni F & Pasquali R. (1997). Leptin and the hypothalamic-pituitary-adrenal axis activity in women with different obesity phenotypes. *Int J Obes Relat Metab Disord* **21,** 708-711.

Wallenius K, Wallenius V, Sunter D, Dickson SL & Jansson JO. (2002). Intracerebroventricular interleukin-6 treatment decreases body fat in rats. *Biochem Biophys Res Commun* **293,** 560-565.

Weisberg SP, McCann D, Desai M, Rosenbaum M, Leibel RL & Ferrante AW, Jr. (2003). Obesity is associated with macrophage accumulation in adipose tissue. *J Clin Invest* **112,** 1796-1808.

Weyer C, Funahashi T, Tanaka S, Hotta K, Matsuzawa Y, Pratley RE & Tataranni PA. (2001). Hypoadiponectinemia in obesity and type 2 diabetes: close association with insulin resistance and hyperinsulinemia. *J Clin Endocrinol Metab* **86,** 1930-1935.

Xu H, Barnes GT, Yang Q, Tan G, Yang D, Chou CJ, Sole J, Nichols A, Ross JS, Tartaglia LA & Chen H. (2003). Chronic inflammation in fat plays a crucial role in the development of obesity-related insulin resistance. *J Clin Invest* **112**, 1821-1830.

Yamauchi T, Kamon J, Waki H, Imai Y, Shimozawa N, Hioki K, Uchida S, Ito Y, Takakuwa K, Matsui J, Takata M, Eto K, Terauchi Y, Komeda K, Tsunoda M, Murakami K, Ohnishi Y, Naitoh T, Yamamura K, Ueyama Y, Froguel P, Kimura S, Nagai R & Kadowaki T. (2003). Globular adiponectin protected ob/ob mice from diabetes and ApoE-deficient mice from atherosclerosis. *J Biol Chem* **278**, 2461-2468.

Yamauchi T, Kamon J, Waki H, Terauchi Y, Kubota N, Hara K, Mori Y, Ide T, Murakami K, Tsuboyama-Kasaoka N, Ezaki O, Akanuma Y, Gavrilova O, Vinson C, Reitman ML, Kagechika H, Shudo K, Yoda M, Nakano Y, Tobe K, Nagai R, Kimura S, Tomita M, Froguel P & Kadowaki T. (2001). The fat-derived hormone adiponectin reverses insulin resistance associated with both lipoatrophy and obesity. *Nat Med* **7**, 941-946.

Yang WS, Lee WJ, Funahashi T, Tanaka S, Matsuzawa Y, Chao CL, Chen CL, Tai TY & Chuang LM. (2001). Weight reduction increases plasma levels of an adipose-derived anti-inflammatory protein, adiponectin. *J Clin Endocrinol Metab* **86**, 3815-3819.

Yki-Jarvinen H. (2002). Ectopic fat accumulation: an important cause of insulin resistance in humans. *J R Soc Med* **95 Suppl 42**, 39-45.

Yla-Herttuala S, Lipton BA, Rosenfeld ME, Sarkioja T, Yoshimura T, Leonard EJ, Witztum JL & Steinberg D. (1991). Expression of monocyte chemoattractant protein 1 in macrophage-rich areas of human and rabbit atherosclerotic lesions. *Proc Natl Acad Sci U S A* **88**, 5252-5256.

Yokota T, Oritani K, Takahashi I, Ishikawa J, Matsuyama A, Ouchi N, Kihara S, Funahashi T, Tenner AJ, Tomiyama Y & Matsuzawa Y. (2000). Adiponectin, a new member of the family of soluble defense collagens, negatively regulates the growth of myelomonocytic progenitors and the functions of macrophages. *Blood* **96,** 1723-1732.

Yoshino J, Mills KF, Yoon MJ & Imai S. (2011). Nicotinamide mononucleotide, a key NAD(+) intermediate, treats the pathophysiology of diet- and age-induced diabetes in mice. *Cell Metab* **14,** 528-536.

Yudkin JS, Eringa E & Stehouwer CD. (2005). "Vasocrine" signalling from perivascular fat: a mechanism linking insulin resistance to vascular disease. *Lancet* **365,** 1817-1820.

Zahorska-Markiewicz B, Janowska J, Olszanecka-Glinianowicz M & Zurakowski A. (2000). Serum concentrations of TNF-alpha and soluble TNF-alpha receptors in obesity. *Int J Obes Relat Metab Disord* **24,** 1392-1395.

Zhang Y, Proenca R, Maffei M, Barone M, Leopold L & Friedman JM. (1994). Positional cloning of the mouse obese gene and its human homologue. *Nature* **372,** 425-432.

Abordagens usadas para compreensão e prescrição de exercícios visando emagrecimento

Observando a forma como a prescrição de exercícios para o emagrecimento vem sendo proposta, é possível notar determinados padrões, que podem ser classificados como modelos ou abordagens. Para beneficiar nossa compreensão, auxiliar a entender o sucesso ou insucesso de determinadas práticas e, principalmente, facilitar a proposição de práticas mais eficientes, faz-se necessária uma descrição dos modelos, com apresentação e análise de suas bases teóricas e recomendações práticas.

A nomenclatura e a descrição dos modelos comumente usados para compreensão e prescrição de atividades voltadas para o emagrecimento (Metabólico e Matemático) são extremamente similares à usada por Santos, a qual foi apresentada pela primeira vez em 1999 e pode ser vista em uma publicação posterior (Santos, 2007). Apesar de Santos e o autor do presente livro terem produzido análises similares de forma independente, o crédito deve ser dado a Santos, pois suas publicações e teorias foram divulgadas cerca de um a dois anos antes. Deste modo, a nomenclatura dos modelos, aqui chamados de abordagens, está sendo baseada no original para que os créditos sejam justamente associados a quem primeiro teve a ideia.

Abordagem metabólica

Há pouco mais de duas décadas, vários pesquisadores promoveram os exercícios aeróbios como a estratégia mais eficiente para redução do excesso de gordura corporal (Hill, 1992; Wilmore & Costill, 2001). Tal indicação foi realizada com base no fato de os exercícios de baixa intensidade e longa duração utilizarem as gorduras como fonte prioritária de energia para ressíntese de ATP (Holloszy & Coyle, 1984; Romijn et al., 1993; Brooks & Mercier, 1994).

Como visto anteriormente, a via energética utilizada em uma atividade dependerá de sua intensidade e duração. Os processos geradores de ATP têm diferentes velocidades, sendo a fosforilação de ADP pela fosfocreatina o mais rápido, e a síntese de ATP pela fosforilação oxidativa decorrente da oxidação de ácidos graxos, o mais lento (Marzocco & Torres, 1999). Apesar do fosfato de creatina possibilitar a rápida ressíntese de ATP, ele é capaz de atender a demanda energética por apenas poucos segundos, tornando necessárias outras reações para que o exercício prossiga, como a degradação anaeróbia da glicose e a utilização do metabolismo aeróbio.

Adicionalmente, quando os músculos se contraem de forma intensa, a quantia de oxigênio na célula não é suficiente para oxidar a grande quantidade de NADH formada, assim, o NAD^+ passa a ser gerado pela redução de piruvato a lactato, tornando a ressíntese de ATP dependente basicamente da glicólise anaeróbia. Portanto, quanto maior for a intensidade da atividade, mais rápida será a necessidade de se obter energia e, consequentemente, menor será a degradação de gordura durante sua realização. Por outro lado, em exercícios prolongados de baixa intensidade, os lipídios podem suprir quase a totalidade da energia necessária.

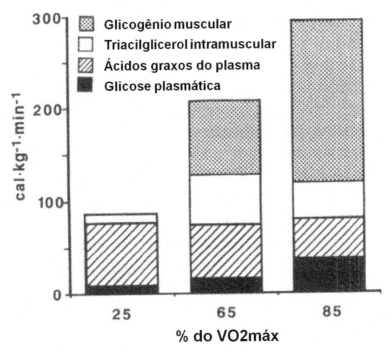

Figura 2: Contribuição da energia proveniente de diversas fontes após 30 minutos de atividade física em diferentes intensidades (Romijn et al., 1993)

Em repouso, cerca de 60% da energia é derivada da oxidação de lipídeos (Brooks & Mercier, 1994; van Loon et al., 2001). Durante a prática de exercícios a 25% do VO$_2$máx pode ocorrer um aumento em até cinco vezes dos níveis de ácidos graxos livres no plasma e cerca de 90% da energia utilizada virá do metabolismo lipídico (Romijn et al., 1993; Klein et al., 1996). Segundo estudos anteriores, a participação das gorduras reduz-se para 50% quando a intensidade atinge 65% do VO$_2$máx e a partir desta intensidade há uma mudança predominante da utilização das gorduras para os carboidratos (Romijn et al., 1993; Brooks & Mercier, 1994; van Loon et al., 2001), ocorrendo o conceito de *crossover* proposto por Brooks & Mercier (Brooks & Mercier, 1994). A 85% do VO$_2$máx estima-se que a energia advinda das gorduras contribua com apenas 25-30% do gasto energético (Romijn et al., 1993) e se torna negligenciável perto de 90% do VO_2máx (Achten et al., 2002) (figuras 2 e 3).

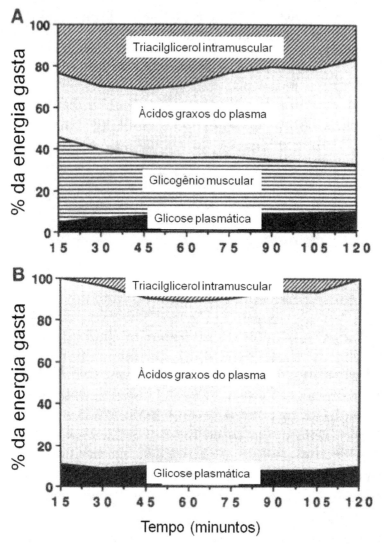

Figura 3: Contribuição relativa dos substratos para a produção de energia durante 120 minutos de cicloergômetro a 65% (A) e 25% (B) do VO_2máx (adaptado de Romijn et al., 1993)

Vê-se então que, em termos relativos, as intensidades mais baixas estão associadas a maior utilização de gordura. Já em termos absolutos, o estudo de Romijn et al. (1993) verificou uma oxidação de 26,8 μmol/kg.min a 25% do VO_2máx, com o valor subindo para 42,8 μmol/kg.min a 65% do VO_2máx e caindo para 29,6 μmol/kg.min a 85% do VO_2máx, o que corresponde a aproximadamente 6, 9 e 6 vezes a oxidação de gorduras em repouso, respectivamente. Posteriormente, Achten et al. (2002) estudaram diferentes intensidades de exercício em ciclistas moderadamente treinados para definir qual promove a maior taxa absoluta de oxidação de gorduras e encontraram resultados semelhantes aos de Romijn et al. (1993). Desse modo, os resultados de estudos anteriores mostraram que a curva de oxidação de gordura em função da intensidade do exercício se comporta como uma parábola, como proposto por van Loon et al. (2001). No estudo de Achten et al. (2002), por exemplo, houve aumento da oxidação de gordura concomitante ao aumento da intensidade, chegando ao máximo (0,60 g/min) em 64% do VO_2máx (variação de 55% a 72%), o que correspondia a cerca de 75% da FCmáx (variação de 68 a 79%). Após atingir o pico, a contribuição da oxidação de gordura para o gasto energético diminuía consideravelmente, tornando-se negligenciável a 89% do VO_2máx (faixa de 71 a 99%), ou seja, 92% da FCmáx (faixa de 84 a 98) (figura 4).

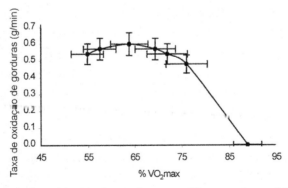

Figura 4: taxas de oxidação de gordura em diferentes intensidades (Achten et al., 2002).

Deve-se ressaltar que os estudos de Achten et al. (2002) e Romjin et al. (1993) foram realizados com pessoas treinadas. Como o ponto de oxidação máxima de gordura parece coincidir com o limiar de lactato (Achten & Jeukendrup, 2004), é importante lembrar que os valores em pessoas sedentárias são diferentes em relação a pessoas treinadas. Nesse sentido, Venables et al. (2005) conduziram um estudo para verificar se os resultados encontrados em homens treinados se aplicariam a um grande grupo heterogêneo, composto por 157 homens e 143 mulheres. As análises de Venables verificaram uma cinética similar aos estudos realizados com pessoas treinadas, no entanto, os valores absolutos foram diferentes. O valor máximo de oxidação de gordura foi de 0,46g/min ou o equivalente a 7,8 mg/kgMM.min e ocorreu a 48% do VO_2máx, ou 62% da Fcmax, bem abaixo dos valores encontrados anteriormente em atletas por pesquisadores do mesmo grupo (Achten et al., 2002).

As análises de Venables et al. (2005) revelaram grandes variações individuais na taxa de oxidação de gordura, mesmo quando o exercício é realizado na mesma intensidade, o que já havia sido verificado anteriormente por Helge et al. (1999) e Goedecke et al. (2000). Portanto, a questão do ponto máximo de oxidação de gordura deve ser analisada individualmente, sendo difícil encontrar valores generalistas.

Em resumo, os estudos são conclusivos ao afirmarem que, conforme se eleva a intensidade, aumenta a contribuição relativa do carboidrato para o fornecimento de energia e, concomitantemente, haverá diminuição da contribuição relativa das gorduras. No entanto, em termos absolutos, a oxidação dos carboidratos aumentará de maneira quase linear proporcionalmente ao aumento da intensidade, enquanto a oxidação de gordura seguirá uma parábola: aumentará até um valor máximo e cairá a partir deste ponto.

Quanto à duração do exercício, conforme o exercício progride em duração, há ligeiro aumento na quantidade de ácidos graxos livres no plasma (van Loon et al., 2001) e na oxidação de gorduras, com diminuição da oxidação de carboidratos (Ahlborg et al., 1974; Romijn et al., 1993; Klein et al., 1994; Coyle, 2000). Há também uma mudança na origem dos substratos. Com o avanço do exercício, há diminuição na contribuição do glicogênio muscular e aumento da utilização da glicose sanguínea, ocorrendo queda na glicemia após 1 a 2 horas (Coyle, 2000), conforme pode ser visto na figura 5. Isto ocorre, em parte, devido a alterações hormonais, como aumento da liberação de glucagon e diminuição da insulina pelo pâncreas e aumento das concentrações plasmáticas de adrenalina e noradrenalina (Brooks & Mercier, 1994; Maughan et al., 2000; Powers & Howley, 2000). Outro fator que favorece a utilização da gordura durante exercícios de longa duração é a degradação das reservas de carboidratos (Saudek & Felig, 1976; Romijn et al., 1993; Coyle, 2000), que direcionam o metabolismo para preservar esse substrato.

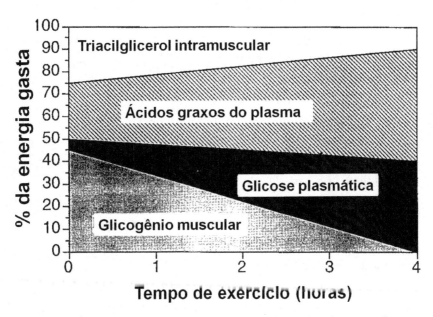

Figura 5: Percentual de energia advindo dos 4 principais substratos durante exercício prolongado a 65-75% do VO$_2$máx (Coyle, 2000)

Partindo de um raciocínio linear com base em dados como os apresentados anteriormente, passou-se a preconizar a utilização de exercícios de baixa intensidade e longa duração como estratégia de maximizar a perda de gordura, sugerindo-se que a reserva de energia usada na atividade se reflete necessariamente em redução crônica nas reservas deste substrato. Esta orientação chegou ao extremo e levou muitos profissionais a acreditarem que atividades intensas não emagreceriam porque não oxidariam gordura durante sua realização. Concomitantemente, surgiram teorias absurdas que se tornaram bastante populares, como a ideia de que a oxidação de gorduras só começaria a partir de 20 minutos de atividade e, portanto, uma atividade que objetivasse emagrecimento deveria necessariamente ser contínua e ter duração superior a esta, além da prescrição de atividades em jejum, como será tratado no capítulo seguinte.

A priorização da via aeróbica por meio de exercícios contínuos de baixa intensidade e longa duração (cerca de 300 minutos semanais, ou cerca de 60 minutos por dia) é adotada por diversos autores e pelas principais organizações de saúde no Mundo (Pate et al., 1995; USDHHS, 1996; Jakicic et al., 2001; Jeukendrup & Achten, 2001; Achten et al., 2002), no entanto, esta prática não tem mostrado superioridade em relação a outras abordagens.

Relativamente à duração da atividade, os exercícios contínuos não se mostram superiores. Schmidt et al. (2001) e Murphy & Hardman (1998), por exemplo, não encontraram diferenças significativas em perda de peso e composição corporal entre treinamentos aeróbicos de 30 minutos feitos de forma contínua ou divididos em três sessões de 10 minutos, derrubando a hipótese de que, para reduzir a gordura corporal, o exercício deve ser contínuo e ter duração além de 20 minutos.

Do mesmo modo, um estudo de 18 meses conduzido por Jakicic et al. (1999) comparou o efeito de sessões longas e curtas de exercícios na composição corporal de mulheres inicialmente sedentárias. No experimento, o grupo que se exercitou em sessões longas começou o treinamento com uma sessão diária de 20 minutos e progrediu até chegar a 40 min/dia. O treino intermitente mesmo volume, mas as sessões eram divididas em treino, minutos. Os resultados não mostraram diferenças significativas os grupos para perda de peso e alterações na composição corporal.

Quanto à intensidade baixa, a literatura traz estudos longitudinais e transversais que mostram que praticantes de atividades intensas possuem menores quantidades de gordura em comparação com praticantes de atividades de baixa intensidade (Tremblay et al., 1990; Tremblay et al., 1994; Yoshioka et al., 2001). Outros estudos não encontram distinção entre diferentes intensidades de exercício (Ballor et al., 1990; Duncan et al., 1991; Grediagin et al., 1995; Jakicic et al., 1999). No entanto, não foi localizado nenhum relato de superioridade de atividade de baixa intensidade e longa duração, apesar de ser comumente postulado que o exercício que usa gordura como substrato resulta em maior perda de gordura e que, alternativamente, o exercício que promovesse maior utilização de carboidrato como substrato promoveria perda de massa magra.

Em um estudo de 1984, Gaesser & Rich (1984) compararam os efeitos de treinos de alta ou baixa intensidade em 17 homens sedentários. Ambos os grupos pedalaram a 50 rpm três vezes por semana durante 18 semanas. O grupo de alta intensidade se exercitou por 25 minutos a 80-85% do VO_2máx. Os treinos de baixa intensidade foram feitos a 45% do VO_2máx durante 50 minutos. O gasto calórico para as sessões foi estimado em 300 kcal no início do estudo, progredindo para 350 ao término do experimento. Nenhum dos grupos obteve redução no peso corporal e a avaliação por pesagem hidrostática revelou que a perda de gordura foi similar.

Ballor et al. (1990) comparam os efeitos do treino de diferentes intensidades na composição corporal, avaliada por pesagem hidrostática, de mulheres obesas submetidas a uma dieta restritiva de 1.200 kcal/dia. As participantes se exercitaram três vezes por semana durante oito semanas em intensidades altas (85% do VO_2máx) ou baixas (42,5% do VO_2máx), a duração dos treinos correspondeu a 25 e 50 minutos, respectivamente, e foi calculada para que ambos os protocolos produzissem o mesmo gasto calórico. Apesar do treino de baixa intensidade ter sido realizado na zona de queima de gordura e o de alta intensidade praticamente não oxidar este substrato durante sua realização, não foram detectadas diferenças na perda de peso e gordura entre os grupos.

No estudo de Duncan et al. (1991) publicado no Journal of the American Medical Association (JAMA), o volume de caminhada foi mantido em 4,8 km diários, variando-se apenas a intensidade ao longo de 24 semanas. A amostra, composta de 102 mulheres sedentárias, foi dividida em 4 grupos: 1) inativas; 2) caminhadas a 4,8 km/h por 1 hora; 3) caminhadas a 6,4 km/h por 45 minutos ou 4) caminhadas a 8 km/h por 36 minutos. As análises nutricionais mostraram ausência de diferença nos padrões alimentares entre os grupos. Ao final, os resultados evidenciaram que não houve distinção nas mudanças de peso e nem da composição corporal, avaliada por pesagem hidrostática, entre os grupos.

Em um estudo bastante esclarecedor, Grediagin et al. (1995) compararam os efeitos de 12 semanas de dois diferentes protocolos de treinamento aeróbio com o mesmo gasto calórico (300 kcal). Um grupo se exercitou a 80% do VO_2máx (alta intensidade) e outro a 50% do VO2máx (baixa intensidade). Analisando os dados de Venables et al. (2005), poderíamos estimar que a 80% do VO_2máx quase a totalidade da energia seria advinda dos carboidratos em mulheres sedentárias, já a intensidade de 50% do VO_2máx estaria próxima ao ponto máximo de queima de gordura. No entanto, ao contrário do que seria previsto pela abordagem metabólica, os resultados mostraram que ambos os grupos perderam a mesma quantidade de gordura, já os ganhos de massa magra foram maiores para o grupo que se exercitou a 80% do VO_2máx.

Posteriormente, Jakicic et al. (2003) dividiram 201 mulheres sedentárias com sobrepeso em quatro grupos de exercício: 1) alta intensidade/longa duração (chegando a 186,5 minutos semanais); 2) intensidade moderada/longa duração (chegando a 210,8 minutos semanais); 3) intensidade moderada/duração moderada (chegando a

177,5 minutos semanais); e 4) alta intensidade/duração moderada (chegando a 144,3 minutos semanais). O exercício foi prescrito com base na FC máxima predita e na percepção subjetiva de esforço e foi realizado em sessões de, no mínimo, 10 minutos. Ao final do estudo, a perda de peso foi de 8,9 kg para o grupo de alta intensidade/longa duração; 8,2 kg para o grupo de moderada intensidade/longa duração; 6,3 kg para moderada intensidade/moderada duração e 7,0 kg para alta intensidade/duração moderada, sem diferença entre os grupos. No entanto, a análise somente do peso corporal pode não refletir adequadamente a perda de gordura, tendo em vista que com intensidades mais altas pode ocorrer manutenção ou até mesmo ganho de massa magra, como visto no estudo do grupo de Grediagin (Grediagin et al., 1995).

Seguindo essa tendência, a maioria dos estudos não encontrou vantagens, em termos de alterações no peso e na composição corporal, para atividades de baixa intensidade e longa duração. Deste modo, pode-se concluir que a análise da via energética usada durante a atividade não permite afirmar com precisão que haverá redução neste substrato, o que inviabiliza a aplicação do modelo metabólico.

Referências bibliográficas

Achten J, Gleeson M & Jeukendrup AE. (2002). Determination of the exercise intensity that elicits maximal fat oxidation. *Med Sci Sports Exerc* **34**, 92-97.

Achten J & Jeukendrup AE. (2004). Relation between plasma lactate concentration and fat oxidation rates over a wide range of exercise intensities. *Int J Sports Med* **25**, 32-37.

Ahlborg G, Felig P, Hagenfeldt L, Hendler R & Wahren J. (1974). Substrate turnover during prolonged exercise in man. Splanchnic and leg metabolism of glucose, free fatty acids, and amino acids. *J Clin Invest* **53**, 1080-1090.

Ballor DL, McCarthy JP & Wilterdink EJ. (1990). Exercise intensity does not affect the composition of diet- and exercise-induced body mass loss. *Am J Clin Nutr* **51**, 142-146.

Brooks GA & Mercier J. (1994). Balance of carbohydrate and lipid utilization during exercise: the "crossover" concept. *J Appl Physiol* **76**, 2253-2261.

Coyle EF. (2000). Physical activity as a metabolic stressor. *Am J Clin Nutr* **72**, 512S-520S.

Duncan JJ, Gordon NF & Scott CB. (1991). Women walking for health and fitness. How much is enough? *Jama* **266**, 3295-3299.

Gaesser GA & Rich RG. (1984). Effects of high- and low-intensity exercise training on aerobic capacity and blood lipids. *Med Sci Sports Exerc* **16**, 269-274.

Goedecke JH, St Clair Gibson A, Grobler L, Collins M, Noakes TD & Lambert EV. (2000). Determinants of the variability in respiratory exchange ratio at rest and during exercise in trained athletes. *Am J Physiol Endocrinol Metab* **279,** E1325-1334.

Grediagin A, Cody M, Rupp J, Benardot D & Shern R. (1995). Exercise intensity does not effect body composition change in untrained, moderately overfat women. *J Am Diet Assoc* **95,** 661-665.

Helge JW, Fraser AM, Kriketos AD, Jenkins AB, Calvert GD, Ayre KJ & Storlien LH. (1999). Interrelationships between muscle fibre type, substrate oxidation and body fat. *Int J Obes Relat Metab Disord* **23,** 986-991.

Hill JO. (1992). Physical activity and energy expenditure proceedings: national task force on prevention and treatment of obesity. In *Physical Activity and Obesity Conference-NIDDK*, pp. 60-65.

Holloszy JO & Coyle EF. (1984). Adaptations of skeletal muscle to endurance exercise and their metabolic consequences. *J Appl Physiol* **56,** 831-838.

Jakicic JM, Clark K, Coleman E, Donnelly JE, Foreyt J, Melanson E, Volek J & Volpe SL. (2001). American College of Sports Medicine position stand. Appropriate intervention strategies for weight loss and prevention of weight regain for adults. *Med Sci Sports Exerc* **33,** 2145-2156.

Jakicic JM, Marcus BH, Gallagher KI, Napolitano M & Lang W. (2003). Effect of exercise duration and intensity on weight loss in overweight, sedentary women: a randomized trial. *Jama* **290,** 1323-1330.

Jakicic JM, Winters C, Lang W & Wing RR. (1999). Effects of intermittent exercise and use of home exercise equipment on adherence, weight loss, and fitness in overweight women: a randomized trial. *Jama* **282,** 1554-1560.

Jeukendrup A & Achten J. (2001). Fatmax: a new concept to optimize fat oxidation during exercise? *Eur J Sport Science* **1,** 1-5.

Klein S, Coyle EF & Wolfe RR. (1994). Fat metabolism during low-intensity exercise in endurance-trained and untrained men. *Am J Physiol* **267,** E934-940.

Klein S, Weber JM, Coyle EF & Wolfe RR. (1996). Effect of endurance training on glycerol kinetics during strenuous exercise in humans. *Metabolism* **45,** 357-361.

Marzocco A & Torres BB. (1999). *Bioquímica básica.* Guanabara Koogan, Rio de Janeiro.

Maughan R, Gleeson M & Greenhaff PL. (2000). *Bioquímica do Exercício e do Treinamento.* Editora Manole, São Paulo.

Murphy MH & Hardman AE. (1998). Training effects of short and long bouts of brisk walking in sedentary women. *Med Sci Sports Exerc* **30,** 152-157.

Pate RR, Pratt M, Blair SN, Haskell WL, Macera CA, Bouchard C, Buchner D, Ettinger W, Heath GW, King AC & et al. (1995). Physical activity and public health. A recommendation from the Centers for Disease Control and Prevention and the American College of Sports Medicine. *Jama* **273,** 402-407.

Powers S & Howley E. (2000). *Fisiologia do Exercício: Teoria e Aplicação ao Condicionamento e ao Desempenho.* Manole, São Paulo.

Romijn JA, Coyle EF, Sidossis LS, Gastaldelli A, Horowitz JF, Endert E & Wolfe RR. (1993). Regulation of endogenous fat and carbohydrate metabolism in relation to exercise intensity and duration. *Am J Physiol* **265**, E380-391.

Santos TM. (2007). Modelos de entendimento do processo de emagrecimento. *Lecturas Educación Física y Deportes* **112**.

Saudek CD & Felig P. (1976). The metabolic events of starvation. *Am J Med* **60**, 117-126.

Schmidt WD, Biwer CJ & Kalscheuer LK. (2001). Effects of long versus short bout exercise on fitness and weight loss in overweight females. *J Am Coll Nutr* **20**, 494-501.

Tremblay A, Despres JP, Leblanc C, Craig CL, Ferris B, Stephens T & Bouchard C. (1990). Effect of intensity of physical activity on body fatness and fat distribution. *Am J Clin Nutr* **51**, 153-157.

Tremblay A, Simoneau JA & Bouchard C. (1994). Impact of exercise intensity on body fatness and skeletal muscle metabolism. *Metabolism* **43**, 814-818.

USDHHS. (1996). Physical Activity and Health: A Report of the Surgeon General. Atlanta, GA: U.S. Department of Health and Human Services, Centers for Disease Control and Prevention, National Center for Chronic Disease Prevention and Health Promotion, Atlanta, GA.

van Loon LJ, Greenhaff PL, Constantin-Teodosiu D, Saris WH & Wagenmakers AJ. (2001). The effects of increasing exercise intensity on muscle fuel utilisation in humans. *J Physiol* **536**, 295-304.

Venables MC, Achten J & Jeukendrup AE. (2005). Determinants of fat oxidation during exercise in healthy men and women: a cross-sectional study. *J Appl Physiol* **98,** 160-167.

Wilmore JH & Costill DL. (2001). *Fisiologia do Esporte e do Exercício*. Manole, São Paulo.

Yoshioka M, Doucet E, St-Pierre S, Almeras N, Richard D, Labrie A, Despres JP, Bouchard C & Tremblay A. (2001). Impact of high-intensity exercise on energy expenditure, lipid oxidation and body fatness. *Int J Obes Relat Metab Disord* **25,** 332-339.

Exercícios em jejum

Capítulo escrito em coautoria com o Msc. Eduardo Porto dos Santos

Apesar de a visão metabólica estar ultrapassada, ela ressurge em diversas manifestações, como na realização de exercícios aeróbios em jejum.

Sabe-se que após jejum prolongado há redução das reservas de carboidratos com consequente aumento do metabolismo das gorduras. A partir desse fato, algumas pessoas passaram a se exercitar em jejum para aumentar ainda mais essa utilização dos lipídeos. No entanto, a relevância dessa prática para perda de gordura é altamente questionável.

Utter *et al.* (1999) estudaram as respostas hormonais em atividades aeróbias após jejum de 12 horas ou com ingestão de carboidratos antes e durante o teste. Como esperado, os níveis de glicose e insulina foram menores no jejum e este levou a maior oxidação de gordura, refletido em menor coeficiente respiratório, mas a diferença não chegou a 0,2g/min. Além disso, os níveis de cortisol (hormônio catabólico) praticamente dobraram no curso do exercício e mantiveram-se 80% maiores nos 90 minutos seguintes. Por fim, é importante lembrar que os testes envolveram um jejum de 12 horas seguidos de 2,5 horas de atividade a 75% do $VO_2máx$, mais 1,5 hora de acompanhamento, algo que dificilmente seria mantido na vida real.

Posteriormente, Arkinstall *et al.* (2001) avaliaram a resposta metabólica durante uma hora de ciclismo seguida de mais uma hora de corrida, realizados após 12-14 horas de jejum ou com ingestão de carboidratos. Os resultados não revelaram diferenças na oxidação de gorduras no decorrer da corrida e somente pequenas diferenças a favor do jejum durante o ciclismo, que aparecem apenas nas avaliações realizadas aos 10 e 60 minutos de atividade.

Em estudo realizado na Universidade de Vermont, foram testadas as respostas metabólicas durante e após atividade aeróbia a 70% do $VO_2máx$ realizada até a exaustão (por tempo aproximado de 70 minutos) em três condições nutricionais: 1) ingestão de lanche sólido (43 gramas de carboidratos, 9 de gordura e 3 de proteínas), 2) bebida com 65 gramas de frutose dissolvidas em 250ml de água e 3) 250ml de água adoçada com aspartame (Calles-Escandon et al., 1996). Os resultados revelaram que não houve diferença na oxidação de gordura no transcurso do exercício entre as três situações. No entanto, na hora seguinte ao seu término, o jejum promoveu gasto de 45 mg/min a mais de gordura em relação ao lanche sólido e 27 mg/min a mais em relação à ingestão de frutose. Ou seja, 60 minutos após se exercitar em jejum, o gasto de gordura seria de apenas 2,7 (60 x 45mg = 2700mg) gramas de gordura a mais do que se tivesse feito um bom lanche, e apenas 1,6 gramas (60 x 27mg = 1600mg) a mais em comparação com a ingestão de frutose. Certamente, quantidade tão baixa de gordura teria pouca relevância para o emagrecimento, o que traz sérios questionamentos quanto à relação custo/benefício, especialmente se considerarmos que para isso foi necessário passar mais de 15 horas em jejum (12 horas, mais 1 hora e 10 minutos de atividade até a exaustão e 1 hora de acompanhamento após a atividade).

Para quantificar o impacto da ingestão de carboidratos na inibição da lipólise durante o exercício, Horowitz et al. (1999) compararam a oxidação de gorduras de seis indivíduos moderadamente treinados ao longo de duas horas de ciclismo de intensidade leve (25%, VO_2pico) ou moderada (68% VO_2pico) em quatro ocasiões diferentes: 1) ingestão de 0,8g de glicose/kg corporal 1 hora antes do exercício; 2) ingestão de 0,8g de frutose/kg corporal 1 hora antes do exercício; 3) ingestão de glicose + infusão intravenosa de triacilglicerol; e 4) após um jejum de 12 horas. Os resultados revelaram que a taxa de oxidação de gordura em jejum só foi maior que nas demais situações após 80 a 90 minutos de exercício de intensidade leve. Em intensidade moderada, que normalmente é a usada, não houve diferenças na oxidação de gordura, apesar de a lipólise ter sido suprimida de 20 a 25% nas ocasiões alimentadas. Ou seja, houve maior "quebra" de gordura, mas não houve mais "queima".

O fato de o jejum induzir lipólise sem aumentar a oxidação de gordura sugere que a quantidade de ácidos graxos liberados é superior à capacidade do corpo em oxidá-los. Isso indica que a ingestão de carboidratos antes e durante o exercício pode inibir a lipólise (hidrólise do triacilglicerol), mas não limita a taxa de oxidação de gorduras, o que desqualifica qualquer estratégia que tente aumentar a disponibilidade de ácidos graxos livres no plasma. Devemos lembrar que o processo de oxidação da gordura proveniente do tecido adiposo subcutâneo depende da taxa de lipólise e da capacidade de transporte dos ácidos graxos livres (AGL) pelo plasma (Curi et al., 2003), portanto, maior liberação para o sangue não significa necessariamente maior oxidação.

Em 1972, Hagenfeldt & Wharen já demonstravam que a captação de AGL pelo músculo em exercício é da ordem de 10-20% da quantidade circulante. Dessa forma, apenas uma pequena parcela dos ácidos graxos livres é captada pela fibra muscular durante o exercício (Hagenfeldt & Wahren, 1972). Portanto, não basta hidrolisar o triacilglicerol, é preciso que ele entre na matriz mitocondrial para que sirva de substrato na via oxidativa, do contrário, os AGLs que eventualmente não percorrerem esse caminho serão novamente reesterificados em triacilglicerol nas células adiposas.

Ademais, Schoenfeldt (2011) lembra que o local do tecido adiposo mobilizado durante o esforço deve ser levado em consideração para análise do metabolismo ao longo do exercício. No exercício aeróbio contínuo de moderada intensidade após uma noite de jejum, o triacilglicerol intramuscular constitui importante fonte de energia (van Loon et al., 2003). Portanto, por mais que se especule sobre a quantidade de gordura oxidada no exercício em jejum, é preciso lembrar que aproximadamente 28 a 36% dos ácidos graxos oxidados serão advindos dos estoques de gordura intramuscular (van Loon et al., 2003), os quais não possuem relação com composição corporal (Schoenfeld, 2011).

Além disso, a análise do que ocorre durante, ou mesmo nos minutos após, a atividade pode não se refletir nas alterações posteriores. Nesse sentido, há possibilidade de que o corpo procure repor a gordura perdida durante o jejum e busque estratégias de preservação para poupar energia e se preparar para privações futuras. Um indício dessa hipótese está nos resultados de um estudo de Paoli *et al.* (2011), no qual oito homens treinados realizaram 36 minutos de exercício antes ou após um café da manhã composto de 673 kcal (25% proteína, 22% de carboidratos e 53% de gordura). As análises mostraram que a realização do exercício em jejum estava associada à diminuição do metabolismo de repouso e com menor utilização de gordura nas 24 horas após o exercício em comparação com a situação alimentada.

Assim como os estudos que analisaram os efeitos agudos, as pesquisas que avaliaram as respostas crônicas também verificaram que não há vantagens em se realizarem atividades em jejum.

Gillen *et al.* (2013) avaliaram os efeitos de se executar treino intervalado em estado de jejum *versus* alimentado na composição corporal, metabolismo do músculo esquelético e controle glicêmico de 16 jovens adultas com sobrepeso/obesidade. Os autores partiram do pressuposto de que a atividade em jejum resultaria em respostas positivas na composição corporal, capacidade mitocondrial do músculo, e sensibilidade à insulina. Entretanto, após seis semanas (18 sessões de treino), não foi detectada diferença alguma entre grupos nas variáveis investigadas. Desse modo, independentemente de se quebrar o jejum ingerindo um café da manhã padronizado (439 kcal) 60 minutos antes do treino, ambos os grupos apresentaram adaptações favoráveis na composição corporal, com redução do percentual de gordura tanto na região das pernas quanto na do abdome. Desta feita, os resultados desse estudo demonstraram que o jejum não traz benefícios mesmo quando acompanhado de significativa elevação da intensidade do exercício.

Recentemente, Schoenfeld *et al.* (2014) investigaram alterações na composição corporal relacionadas ao exercício aeróbio realizado em jejum ou alimentado. O estudo envolveu 20 mulheres jovens, saudáveis, que faziam dieta hipocalórica e praticavam 50 minutos de esteira a 70% da FCM em duas situações: 1) após jejum de pelo menos 12 horas (n=10) e; 2) após consumir uma refeição (n=10). Passadas quatro semanas de treinamento, ambos os grupos perderam quantidade significativa de massa gorda, mas não houve diferença entre eles em nenhuma das variáveis investigadas (massa corporal, IMC, percentual de gordura, circunferência de quadril, massa gorda e massa livre de gordura). Esses resultados confirmam que a realização do exercício aeróbio em jejum não favorece a perda de gordura.

Conclusões positivas sobre o exercício em jejum precisam ser muito bem interpretadas, como no caso de Trabelsi et al. (2012), que observaram redução do peso corporal e do percentual de gordura de homens fisicamente ativos que se exercitavam durante o jejum do Ramadã. Mas sérias limitações nesse estudo foram apontadas pelos próprios pesquisadores, tais como: 1) o ato de jejuar durante o Ramadã ocorre do nascer ao pôr do sol, caracterizando um jejum intermitente, com possível supercompensação de carboidratos; 2) o fato da amostra já praticar o jejum desde a infância pode ter levado a uma adaptação específica e; 3) a aferição da composição corporal foi feita de maneira não invasiva (dobras cutâneas), limitando a validade dos achados mais importantes dessa pesquisa.

Apesar de ser prática bastante utilizada no fisiculturismo, as diretrizes mais recentes de treinamento cardiovascular para fisiculturistas (Helms et al., 2014) não recomendam o aeróbio em jejum, mesmo em período competitivo. Isso se deve à falta de evidências que comprovem sua eficácia e segurança e à elevada atividade proteolítica induzida pelo esforço associado à baixa disponibilidade de glicogênio hepático.

Nesse sentido, é interessante destacar que a realização de 60 minutos de ciclismo a 61% do $VO_2máx$ em jejum resultou numa excreção de nitrogênio de aproximadamente 14g de aminoácidos por hora, indicando elevada atividade proteolítica (Lemon & Mullin, 1980). Provavelmente, isso está associado à elevação dos níveis de cortisol (hormônio catabólico), que quase dobraram durante a pedalada e mantiveram-se 80% maiores nos 90 minutos após o fim do exercício em relação ao grupo que ingeriu carboidratos, conforme verificado no estudo de Utter citado anteriormente (Utter et al., 1999).

Para evitar esse efeito catabólico, é comum observar pessoas se exercitando num "falso jejum", pois interrompem o período de inanição com suplementos à base de aminoácidos. Essa estratégia visa fornecer uma fonte exógena de substratos para a gliconeogênese e, com isso, minimizar a degradação do tecido muscular. Entretanto, Zhang *et al.* (2011) observaram que ingerir aminoácidos após um longo período de jejum estimula a produção de insulina, a qual possui potente efeito inibidor das enzimas responsáveis pela lipólise (Coyle et al., 1997; Horowitz et al., 1997; Coyle et al., 2001). Ou seja, a prática contraria uma das premissas norteadoras daqueles que desejam se exercitar em jejum para aproveitar maior disponibilidade de ácidos graxos livres tendo em vista o efeito lipogênico da insulina.

Não obstante, é preciso lembrar que os carboidratos exercem importante papel de "poupadores" das proteínas (McArdle et al., 2008), graças também à capacidade de estimular a produção de insulina com consequente captação de glicose plasmática pelas células. Dessa forma, a ingestão de qualquer outro nutriente no intuito de prevenir o processo proteolítico apenas cumpre a função que o carboidrato naturalmente cumpriria.

A prática do aeróbio em jejum por populações com fatores de risco para doenças cardíacas, como obesidade e estilo de vida sedentário (Hassan et al., 2012), pode ter implicações mais sérias do que a corriqueira decepção de não alcançar a perda de gordura desejada.

Apesar do jejum e da restrição calórica serem comumente utilizados na tentativa de controle ponderal (Bhutani et al., 2013; Varady et al., 2013), Desouza *et al.* (2010) afirmam que eventos hipoglicêmicos podem estimular a produção de vários marcadores inflamatórios incluindo a proteína C reativa, interleucina 6 e 8, fator de necrose tumoral alfa e fator de crescimento endotelial vascular. Além disso, a secreção de adrenalina observada nessa situação pode induzir arritmias e aumento da sobrecarga cardíaca, resultando numa disfunção endotelial com subsequente vasoconstrição e elevação do risco cardiovascular.

Diante disso, Liepinschi *et al.* (2014) observaram que a baixa disponibilidade de glicose e lactato em decorrência do jejum eleva a oxidação de ácidos graxos no miocárdio, o que resulta numa grande exigência de oxigênio e aumenta o risco de dano cardíaco relacionado a condições de hipóxia em modelo animal. Os autores concluíram que até mesmo o simples jejum noturno pode provocar e agravar eventos cardiovasculares, como angina e arritmias. Assim, pessoas com elevado risco cardíaco, o que inclui sedentários e obesos, devem evitar períodos prolongados de inanição.

Pesquisas com modelo animal avaliando os efeitos do jejum intermitente alertam para os riscos de desregulação dos mecanismos cerebrais de controle do apetite (Chausse et al., 2014) e inativação dos receptores de insulina, o que resulta em intolerância a glicose (Cerqueira et al., 2011). Estes efeitos negativos põem em xeque até mesmo os resultados favoráveis encontrados nas pesquisas envolvendo o jejum intermitente associado à prática de exercícios físicos (Bhutani et al., 2013).

Apesar da ciência não apoiar a prática do aeróbio em jejum como estratégia para emagrecimento, vale destacar que atletas de *endurance* podem se beneficiar de treinamentos em jejum (Van Proeyen et al., 2011). O exercício num estado de restrição de carboidratos parece tornar as células musculares mais eficientes na produção de energia via oxidação da gordura intramuscular. Entretanto, como visto anteriormente, a gordura intramuscular não possui relação alguma com a composição corporal.

Dessa forma, o que podemos concluir é que a utilização de atividade em jejum nada mais é que o emprego extremo da abordagem metabólica, que busca potencializar a utilização de gordura durante os exercícios. Nesse caso, além da comprovada ineficiência do modelo aeróbio de baixa a moderada intensidade, há os riscos fornecidos pela atividade em jejum, motivo pelo qual essa prática não é recomendada para quem deseja obter melhoras na composição corporal de maneira eficiente e saudável.

Referências bibliográficas

Arkinstall MJ, Bruce CR, Nikolopoulos V, Garnham AP & Hawley JA. (2001). Effect of carbohydrate ingestion on metabolism during running and cycling. *J Appl Physiol (1985)* **91**, 2125-2134.

Bhutani S, Klempel MC, Kroeger CM, Aggour E, Calvo Y, Trepanowski JF, Hoddy KK & Varady KA. (2013). Effect of exercising while fasting on eating behaviors and food intake. *J Int Soc Sports Nutr* **10**, 50.

Calles-Escandon J, Goran MI, O'Connell M, Nair KS & Danforth E, Jr. (1996). Exercise increases fat oxidation at rest unrelated to changes in energy balance or lipolysis. *Am J Physiol* **270**, E1009-1014.

Cerqueira FM, da Cunha FM, Caldeira da Silva CC, Chausse B, Romano RL, Garcia CC, Colepicolo P, Medeiros MH & Kowaltowski AJ. (2011). Long-term intermittent feeding, but not caloric restriction, leads to redox imbalance, insulin receptor nitration, and glucose intolerance. *Free Radic Biol Med* **51**, 1454-1460.

Chausse B, Solon C, Caldeira da Silva CC, Masselli Dos Reis IG, Manchado-Gobatto FB, Gobatto CA, Velloso LA & Kowaltowski AJ. (2014). Intermittent fasting induces hypothalamic modifications resulting in low feeding efficiency, low body mass and overeating. *Endocrinology* **155**, 2456-2466.

Coyle EF, Jeukendrup AE, Oseto MC, Hodgkinson BJ & Zderic TW. (2001). Low-fat diet alters intramuscular substrates and reduces lipolysis and fat oxidation during exercise. *Am J Physiol Endocrinol Metab* **280**, E391-398.

Coyle EF, Jeukendrup AE, Wagenmakers AJ & Saris WH. (1997). Fatty acid oxidation is directly regulated by carbohydrate metabolism during exercise. *Am J Physiol* **273,** E268-275.

Curi R, Lagranha CJ, Rodrigues Jr JG, Pithon-Curi TC, Lancha Jr AH, Pellegrinotti IL & Procopio J. (2003). Ciclo de Krebs como fator limitante na utilização de ácidos graxos durante o exercício aeróbico. *Arq Bras Endocrinol Metab* **47,** 135-143.

Desouza CV, Bolli GB & Fonseca V. (2010). Hypoglycemia, diabetes, and cardiovascular events. *Diabetes Care* **33,** 1389-1394.

Gillen JB, Percival ME, Ludzki A, Tarnopolsky MA & Gibala MJ. (2013). Interval training in the fed or fasted state improves body composition and muscle oxidative capacity in overweight women. *Obesity (Silver Spring)* **21,** 2249-2255.

Hagenfeldt L & Wahren J. (1972). Human forearm muscle metabolism during exercise. VII. FFA uptake and oxidation at different work intensities. *Scand J Clin Lab Invest* **30,** 429-436.

Hassan M, Latif N & Yacoub M. (2012). Adipose tissue: friend or foe? *Nat Rev Cardiol* **9,** 689-702.

Helms E, Fitschen PJ, Aragon A, Cronin J & Schoenfeld BJ. (2014). Recommendations for natural bodybuilding contest preparation: resistance and cardiovascular training. *J Sports Med Phys Fitness.*

Horowitz JF, Mora-Rodriguez R, Byerley LO & Coyle EF. (1997). Lipolytic suppression following carbohydrate ingestion limits fat oxidation during exercise. *Am J Physiol* **273,** E768-775.

Horowitz JF, Mora-Rodriguez R, Byerley LO & Coyle EF. (1999). Substrate metabolism when subjects are fed carbohydrate during exercise. *Am J Physiol* **276,** E828-835.

Lemon PW & Mullin JP. (1980). Effect of initial muscle glycogen levels on protein catabolism during exercise. *J Appl Physiol Respir Environ Exerc Physiol* **48,** 624-629.

Liepinsh E, Makrecka M, Kuka J, Makarova E, Vilskersts R, Cirule H, Sevostjanovs E, Grinberga S, Pugovics O & Dambrova M. (2014). The heart is better protected against myocardial infarction in the fed state compared to the fasted state. *Metabolism* **63,** 127-136.

McArdle W, Katch FI & Katch VL. (2008). *Fisiologia do Exercício - Energia, Nutrição e Desempenho Humano.* Guanabara Koogan, Rio de Janeiro.

Paoli A, Marcolin G, Zonin F, Neri M, Sivieri A & Pacelli QF. (2011). Exercising fasting or fed to enhance fat loss? Influence of food intake on respiratory ratio and excess postexercise oxygen consumption after a bout of endurance training. *Int J Sport Nutr Exerc Metab* **21,** 48-54.

Schoenfeld BJ. (2011). Does Cardio After an Overnight Fast Maximize Fat Loss? . *Strength and Cond J* **43,** 23-25.

Schoenfeld BJ, Aragon AA, Wilborn CD, Krieger JW & Sonmez GT. (2014). Body composition changes associated with fasted versus non-fasted aerobic exercise. *JISSN* **11,** 54.

Trabelsi K, el Abed K, Stannard SR, Jammoussi K, Zeghal KM & Hakim A. (2012). Effects of fed- versus fasted-state aerobic training during Ramadan on body composition and some metabolic parameters in physically active men. *Int J Sport Nutr Exerc Metab* **22,** 11-18.

Utter AC, Kang J, Nieman DC, Williams F, Robertson RJ, Henson DA, Davis JM & Butterworth DE. (1999). Effect of carbohydrate ingestion and hormonal responses on ratings of perceived exertion during prolonged cycling and running. *Eur J Appl Physiol Occup Physiol* **80,** 92-99.

van Loon LJ, Koopman R, Stegen JH, Wagenmakers AJ, Keizer HA & Saris WH. (2003). Intramyocellular lipids form an important substrate source during moderate intensity exercise in endurance-trained males in a fasted state. *J Physiol* **553,** 611-625.

Van Proeyen K, Szlufcik K, Nielens H, Ramaekers M & Hespel P. (2011). Beneficial metabolic adaptations due to endurance exercise training in the fasted state. *J Appl Physiol (1985)* **110,** 236-245.

Varady KA, Bhutani S, Klempel MC, Kroeger CM, Trepanowski JF, Haus JM, Hoddy KK & Calvo Y. (2013). Alternate day fasting for weight loss in normal weight and overweight subjects: a randomized controlled trial. *Nutr J* **12,** 146.

Zhang Y, Kobayashi H, Mawatari K, Sato J, Bajotto G, Kitaura Y & Shimomura Y. (2011). Effects of branched-chain amino acid supplementation on plasma concentrations of free amino acids, insulin, and energy substrates in young men. *J Nutr Sci Vitaminol (Tokyo)* **57,** 114-117.

Abordagem matemática

Esta abordagem é muitas vezes usada como substituta da metabólica (Santos, 2007). Parte-se do pressuposto de que o excesso de peso advém do aumento da ingestão alimentar associado à diminuição do gasto calórico, levando a um balanço energético positivo. Assim, para se reduzir a gordura corporal seria necessário um balanço energético negativo, condição na qual o gasto superaria o consumo e proporcionaria a utilização de gordura como fonte prioritária de energia para sustentar os processos metabólicos (USDHHS et al., 1996; Jakicic et al., 2001; Yudkin et al., 2005). Essa corrente defende a associação de uma dieta balanceada (restrição energética adequada) a um aumento do gasto calórico (Jakicic et al., 2001).

A importância do equilíbrio energético foi confirmada em um estudo com Índios Prima, no qual se verificou que pequenas variações interindividuais no gasto metabólico de repouso podem influenciar fortemente o ganho de peso a longo prazo. O estudo conduzido por Ravussin et al. (1988) mediu o gasto energético de 126 indivíduos antes e após um período de quatro anos e verificou que a taxa metabólica das pessoas que ganhavam mais de 10 quilos (média de + 15,7 kg) era cerca de 70 kcal/dia menor que daquelas que não mudavam o peso (média de + 0,1 kg).

Para facilitar a compreensão dessa corrente, faz-se necessário esclarecer que o conteúdo energético dos alimentos é descrito por meio de unidades de quilocaloria (kcal), que equivale à quantidade de calor necessária para elevar em 1°C a temperatura de um litro de água. As calorias ingeridas na alimentação podem ser calculadas pelo somatório das quantidades de lipídeos (1g = ~9 kcal), proteínas (1g = ~4kcal) e carboidratos (1g = ~4kcal). A kcal também é utilizada como unidade de medida para energia gasta no desempenho de uma tarefa.

O gasto energético total de um indivíduo representa a soma do gasto energético basal (+/- 60%), efeito térmico do alimento (digestão, absorção, transporte e deposição - +/- 10%) com o gasto energético em atividades físicas (+/- 30%) (Leibel et al., 1995), sendo este último o mais facilmente manipulável. Para o cálculo do gasto calórico durante a atividade física, normalmente se sugere a utilização da relação de 5 kcal despendida para cada litro de oxigênio consumido (ACSM, 1995). Desta forma, é possível conhecer as exigências metabólicas da atividade proposta e estimar o total de calorias gastas. Segundo Santos (Santos, 2001), três possibilidades podem ser aventadas para estimar o total de calorias gastas: a) Equações do Colégio Americano de Medicina desportiva para o cálculo do consumo de oxigênio nas diferentes atividades (ACSM, 1995); b) medida direta do consumo de oxigênio; c) utilização das tabelas que contenham os valores dos equivalentes metabólicos (MET) (Ainsworth et al., 1993). A medida direta é a forma mais precisa, mas é mais dispendiosa e menos acessível, o que torna as demais possibilidades mais utilizadas.

O ACSM fornece um protocolo para o cálculo de consumo máximo de O_2 em esteira, pista, bicicleta ergométrica e banco. Com algumas alterações, é possível adaptar a medida direta de consumo de oxigênio tanto para atividades cíclicas quanto acíclicas. Outra forma indireta de se estimar o gasto energético é por meio das tabelas de METs, porém, apenas para atividades cíclicas. Um MET (equivalente metabólico) é igual ao consumo de oxigênio em repouso (3,5 ml.kg.min^{-1}). Por exemplo, uma atividade que gasta 10 METs (10 vezes o metabolismo de repouso) representa um VO_2 de aproximadamente 35 ml.kg^{-1}.min^{-1} (ACSM, 1995) - aqui deve-se abrir um parêntese para lembrar as limitações deste método, especialmente no tocante à sua falha ao não levar em conta características individuais do avaliado, gerando uma margem de erro relativamente grande (Byrne et al., 2005). Usando essa metodologia para estimar quantas calorias um indivíduo gasta em determinada atividade a partir do seu valor em METs, pode-se utilizar a seguinte fórmula sugerida pelo ACSM (1995):

$$\boxed{\text{kcal por min} = \text{METs da atividade x Peso (kg) x 3,5 / 200}}$$

Com relação ao emagrecimento, em termos matemáticos, um quilo de gordura equivaleria a 7.700 kcal (ACSM, 1995; USDHHS et al., 1996), portanto, os adeptos do modelo matemático sugerem que, para se perder um quilo de gordura, deve haver um balanço calórico negativo equivalente a este valor. Assim, para perda de 1 quilo de gordura em um mês, seria necessário um balanço calórico negativo de 256kcal por dia. A recomendação do ACSM é que indivíduos com sobrepeso e obesos reduzam o nível de ingestão calórica diária em 500 a 1.000, combinado com reduções na ingestão de gorduras (Jakicic et al., 2001), o que resultaria na perda de meio a um quilo por semana.

No campo da prescrição dos exercícios, a abordagem matemática trouxe a ideia de que o conhecimento do gasto calórico promovido pela atividade tornaria possível predizer sua eficiência em termos de redução ponderal. Nesta abordagem, o tipo de exercício seria irrelevante, assim como não seria levado em consideração se o gasto energético provém de lipídios ou carboidratos; o importante seria atingir o balanço calórico negativo, forçando o organismo a usar seus estoques. Um estudo de Ross et al. (2000) traz fortes evidências a favor do modelo matemático, mostrando que a promoção de balanço calórico negativo de 700 kcal diárias por meio de dieta ou atividade física resulta em uma perda de peso similar ao final de três meses (7,4 e 7,6 kg, respectivamente).

Alguns estudos mostram existência de uma correlação significativa entre a perda de peso e o tempo semanal gasto em atividades físicas (Jakicic et al., 1999; Jakicic et al., 2003), o que serve como suporte para a abordagem matemática. Diversos trabalhos evidenciam que a intensidade dos exercícios não é determinante para perda de peso e de gordura corporal, o que induziu muitos a sugerirem que esse papel seria representado pelo gasto energético.

Nesse sentido, Ballor et al. (1990) compararam os efeitos de 25 minutos de exercício a 42,5% com os de 50 minutos a 85% do

VO$_2$máx. Todos os participantes foram submetidos a uma dieta de 1.200 kcal por dia. Apesar das intensidades diferentes, ambos os treinos produziam gastos calóricos similares. Ao final, as alterações de peso e gordura foram as mesmas nos dois grupos. Resultados semelhantes foram encontrados no estudo de Gaesser & Rich (1984).

Outra evidência interessante é o estudo conduzido por Grediagin et al. (1995). Neste, foram comparados dois grupos: 1) um que se exercitou a 80% do VO$_2$max (alta intensidade) e 2) outro que se exercitou a 50% do VO2max (baixa intensidade). Os indivíduos foram monitorados enquanto se exercitaram em esteira, quatro vezes por semana, durante 12 semanas. O tempo de permanência na esteira foi determinado por meio do gasto calórico e o exercício foi interrompido ao atingir o valor de 300 kcal. Para análise dos resultados foram usadas: pesagem hidrostática, medidas de circunferências e dobras cutâneas, teste de VO$_2$ máx e uma avaliação da dieta. Os resultados demonstraram não haver diferença significativa nas alterações no peso corporal, no percentual de gordura, no somatório das dobras cutâneas e circunferência entre os grupos, entretanto, comparando as duas intensidades, verificou-se que o treinamento mais intenso aumentou a massa livre de gordura.

Os autores deste estudo reforçam que a perda de gordura é mais relacionada com o gasto calórico total e que o tipo de atividade deve ser escolhido de acordo com o estilo de vida do indivíduo. Por exemplo, para uma pessoa com pouco tempo livre, seria interessante prescrever treinos de alta intensidade e menor duração. Já alguém que dispõe de muito tempo e tem baixa tolerância aos esforços intensos poderia fazer uso do treinamento de baixa intensidade e longa duração.

Seguindo a mesma linha, em um estudo de oito meses feito com 80 adolescentes obesos, Gutin et al. (2002) dividiram a amostra em três grupos: 1) participantes de aulas teóricas sobre educação do estilo de vida (2 vezes por semana); 2) aulas + atividade física moderada; 3) aulas + atividade física intensa. A atividade física foi realizada cinco vezes por semana, mantido o gasto calórico constante em 250 kcal por sessão. Os treinos foram realizados a 55-60% do VO$_2$máx (intensidade moderada) ou 75-80% do VO$_2$máx (intensidade alta). Os resultados não mostraram diferenças na composição corporal, mas a capacidade cardiovascular evidenciou alterações mais expressivas nos treinos mais intensos. Deve-se ressaltar, entretanto, que o grupo envolvido em atividades intensas não manteve a intensidade recomendada, e sim uma média de 154 bpm, enquanto a prescrição foi de 167 bpm, o que pode ter levado este grupo a ter menor gasto calórico em relação ao outro, com treino em intensidades mais baixas, mas ainda assim os resultados foram similares. Além desses estudos, outros encontraram efeitos similares na composição corporal em atividades físicas de intensidades diferentes e mesmo gasto calórico (Braith et al., 1994; Leutholtz et al., 1995; Slentz et al., 2004).

Observando o posicionamento de organizações como o American College of Sports Medicine, U.S. Department of Health and Human Services, Centers for Disease Control and Prevention e National Center for Chronic Disease Prevention and Health Promotion (Pate et al., 1995; USDHHS et al., 1996; Jakicic et al., 2001), tem-se que este modelo se tornou aceito pela comunidade científica e vem sendo amplamente utilizado por profissionais de saúde e pela população em geral como paradigma para redução ponderal. Entretanto, ainda é possível encontrar um forte viés da abordagem metabólica arraigado na abordagem matemática, pois as recomendações apontam para realização de atividades de baixa intensidade e longa duração, valendo-se principalmente do aumento do volume do treinamento para promover maiores gastos energéticos (Jakicic et al., 2001).

A análise de estudos de longo prazo, todavia, traz controvérsias à abordagem matemática. Em sua meta-análise, Ross & Janssen (2001) encontraram correlações positivas entre o gasto energético e a perda de gordura em estudos de curto prazo ($\leq$ 16 semanas), ou seja, quanto mais energia gasta, maior a redução na gordura. Apesar disso, esta relação não foi repetida quando se analisaram estudos de longo prazo (≥ 26 semanas), neste caso, parece haver outros fatores interagindo, além do gasto calórico promovido pela atividade física (figura 6). Complementando estes dados, um estudo de três meses de Tremblay et al. (1997) utilizou atividades aeróbias para promover alto gasto energético diário e verificou que, inicialmente, a perda de peso correspondia a 91% do gasto, no entanto, durante a fase final do estudo, esta proporção era reduzida para apenas 65%, revelando um aumento na margem de erro da abordagem matemática ao longo do tempo.

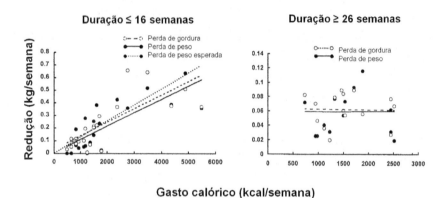

Figura 6: relação entre gasto energético e perda de peso e gordura em estudos de curta (esq.) ou longa (dir.) duração (Ross & Janssen, 2001)

Estes dados podem sugerir que há uma adaptação a longo prazo para que o equilíbrio seja estabelecido e a perda de peso atenuada, ou até mesmo interrompida, mesmo com a continuação da prática de exercícios, o que poderia ser útil para sobrevivência em condições desfavoráveis, como as de nossos ancestrais nômades. Esta tendência à acomodação é chamada de termogênese adaptativa (Major et al., 2007; Tremblay et al., 2013) e pode tornar a tentativa de prever o emagrecimento a partir de equações matemáticas um tanto frustrante, nos obrigando a ter muita cautela na aplicação literal do modelo matemático.

Um exemplo disso é o relato de uma mulher que participou de estudo de 15 semanas na Laval University, trazido por Angelo Tremblay e Arne Astrup,dentre outros (Tremblay et al., 2007). Ela começou o estudo com 79,7 quilos e baixou sua ingestão calórica de 2358 kcal para 1879 kcal. Analisando matematicamente, o déficit de 50.295 kcal equivaleria a perda de 6,5 kg de gordura! No entanto, ao final das 15 semanas de dieta, o peso dela era 81,8 kg, ou seja, ela engordou!! As explicações para a aparente contradição podem ser encontradas na termogênese adaptativa. No caso, ela passou a comer 488 calorias a menos, no entanto, seu metabolismo de repouso baixou 552 calorias, fazendo-a engordar apesar do aparente balanço calórico negativo.

Tais evidências já podiam ser encontradas em um estudo anterior, de 1975, cujo título é "Resistência ao emagrecimento: adaptação ou ilusão". O estudo de Miller & Parsonage (1975) envolveu 29 mulheres que participavam de programas de emagrecimento por 15 meses, em média, e atingiram um platô na perda de peso. Para verificar a origem do platô, as participantes ficaram trancadas em uma casa de campo por 3 semanas e recebiam uma dieta de 1.500 kcal/dia, com fiscalização das bagagens e proibição de se afastarem da casa sem supervisão. Ao final, 9 delas não perderam peso ou perderam menos de 1kg e as demais perderam menos de 4kg, o que não é muito para quem apresentava 39% de gordura em média.

Referências bibliográficas

ACSM. (1995). *ACSM's resource manual for guidelines for exercise testing and prescription*. Williams & Wilkins, Baltimore, MA.

Ainsworth BE, Haskell WL, Leon AS, Jacobs DR, Jr., Montoye HJ, Sallis JF & Paffenbarger RS, Jr. (1993). Compendium of physical activities: classification of energy costs of human physical activities. *Med Sci Sports Exerc* **25**, 71-80.

Ballor DL, McCarthy JP & Wilterdink EJ. (1990). Exercise intensity does not affect the composition of diet- and exercise-induced body mass loss. *Am J Clin Nutr* **51**, 142-146.

Braith RW, Pollock ML, Lowenthal DT, Graves JE & Limacher MC. (1994). Moderate- and high-intensity exercise lowers blood pressure in normotensive subjects 60 to 79 years of age. *The American journal of cardiology* **73**, 1124-1128.

Byrne NM, Hills AP, Hunter GR, Weinsier RL & Schutz Y. (2005). Metabolic equivalent: one size does not fit all. *J Appl Physiol* **99**, 1112-1119.

Gaesser GA & Rich RG. (1984). Effects of high- and low-intensity exercise training on aerobic capacity and blood lipids. *Med Sci Sports Exerc* **16**, 269-274.

Grediagin A, Cody M, Rupp J, Benardot D & Shern R. (1995). Exercise intensity does not effect body composition change in untrained, moderately overfat women. *J Am Diet Assoc* **95**, 661-665.

Gutin B, Barbeau P, Owens S, Lemmon CR, Bauman M, Allison J, Kang HS & Litaker MS. (2002). Effects of exercise intensity on cardiovascular fitness, total body composition, and visceral adiposity of obese adolescents. *Am J Clin Nutr* **75,** 818-826.

Jakicic JM, Clark K, Coleman E, Donnelly JE, Foreyt J, Melanson E, Volek J & Volpe SL. (2001). American College of Sports Medicine position stand. Appropriate intervention strategies for weight loss and prevention of weight regain for adults. *Med Sci Sports Exerc* **33,** 2145-2156.

Jakicic JM, Marcus BH, Gallagher KI, Napolitano M & Lang W. (2003). Effect of exercise duration and intensity on weight loss in overweight, sedentary women: a randomized trial. *Jama* **290,** 1323-1330.

Jakicic JM, Winters C, Lang W & Wing RR. (1999). Effects of intermittent exercise and use of home exercise equipment on adherence, weight loss, and fitness in overweight women: a randomized trial. *Jama* **282,** 1554-1560.

Leibel RL, Rosenbaum M & Hirsch J. (1995). Changes in energy expenditure resulting from altered body weight. *N Engl J Med* **332,** 621-628.

Leutholtz BC, Keyser RE, Heusner WW, Wendt VE & Rosen L. (1995). Exercise training and severe caloric restriction: effect on lean body mass in the obese. *Arch Phys Med Rehabil* **76,** 65-70.

Major GC, Doucet E, Trayhurn P, Astrup A & Tremblay A. (2007). Clinical significance of adaptive thermogenesis. *Int J Obes (Lond)* **31,** 204-212.

Miller DS & Parsonage S. (1975). Resistance to slimming: adaptation or illusion? *Lancet* **1,** 773-775.

Pate RR, Pratt M, Blair SN, Haskell WL, Macera CA, Bouchard C, Buchner D, Ettinger W, Heath GW, King AC & et al. (1995). Physical activity and public health. A recommendation from the Centers for Disease Control and Prevention and the American College of Sports Medicine. *Jama* **273,** 402-407.

Ravussin E, Lillioja S, Knowler WC, Christin L, Freymond D, Abbott WG, Boyce V, Howard BV & Bogardus C. (1988). Reduced rate of energy expenditure as a risk factor for body-weight gain. *N Engl J Med* **318,** 467-472.

Ross R, Dagnone D, Jones PJ, Smith H, Paddags A, Hudson R & Janssen I. (2000). Reduction in obesity and related comorbid conditions after diet-induced weight loss or exercise-induced weight loss in men. A randomized, controlled trial. *Ann Intern Med* **133,** 92-103.

Ross R & Janssen I. (2001). Physical activity, total and regional obesity: dose-response considerations. *Med Sci Sports Exerc* **33,** S521-527; discussion S528-529.

Santos TM. (2001). Modelos de entendimento do processo de emagrecimento.

Santos TM. (2007). Modelos de entendimento do processo de emagrecimento. *Lecturas Educación Física y Deportes* **112.**

Slentz CA, Duscha BD, Johnson JL, Ketchum K, Aiken LB, Samsa GP, Houmard JA, Bales CW & Kraus WE. (2004). Effects of the amount of exercise on body weight, body composition, and measures of central obesity: STRRIDE--a randomized controlled study. *Arch Intern Med* **164,** 31-39.

Tremblay A, Major GC, Doucet E, Trayhurn P & Astrup A. (2007). Role of Adaptive Thermogenesis in Unsuccessful Weight-Loss Intervention. *Fut Lipidology* **2,** 651-658.

Tremblay A, Poehlman ET, Despres JP, Theriault G, Danforth E & Bouchard C. (1997). Endurance training with constant energy intake in identical twins: changes over time in energy expenditure and related hormones. *Metabolism* **46,** 499-503.

Tremblay A, Royer MM, Chaput JP & Doucet E. (2013). Adaptive thermogenesis can make a difference in the ability of obese individuals to lose body weight. *Int J Obes (Lond)* **37,** 759-764.

USDHHS, CDC & NCCDPHP. (1996). *United States Department of Health and Human Services, Centers for Disease Control and Prevention, National Center for Chronic Disease Prevention and Health Promotion. Physical activity and health: a report of the Surgeon General.* Atlanta, GA.

Yudkin JS, Eringa E & Stehouwer CD. (2005). "Vasocrine" signalling from perivascular fat: a mechanism linking insulin resistance to vascular disease. *Lancet* **365,** 1817-1820.

Fracasso das abordagens aeróbias

Independentemente de se estar seguindo o modelo metabólico ou o matemático, um conceito tem sido comum em praticamente todos os programas de emagrecimento: a prescrição de atividades aeróbias, principalmente as de baixa intensidade e longa duração. Deste modo, há um modelo muito mais presente e dominante, que se sobrepõe aos citados anteriormente: o modelo aeróbio. Em uma pesquisa realizada com quase 10.000 pessoas, foi revelado que, entre aquelas que procuram perder peso, as atividades mais realizadas são caminhada (38,3%), ciclismo (12,5%) e corrida (11,6%) (Kruger et al., 2007).

Apesar da crença em que as formas de promover o emagrecimento são amplamente conhecidas, o acúmulo de gordura corporal tem se tornado um problema cada vez mais comum. Mas uma pergunta incomoda: se conhecemos tão bem as formas de combater o excesso de peso, por que a população mundial está cada vez mais gorda? Um exemplo disso são as metas propostas pelo Departamento de Saúde dos Estados Unidos (USDHHS). Em 1990, diante da preocupante escalada do sobrepeso, que atingia 25% dos adultos, a organização propôs que, para o ano 2000, deveria haver menos que 20% dos adultos e 15% dos adolescentes com sobrepeso, no entanto, estas metas passaram longe de serem atingidas, tanto que cerca de 66% dos adultos estadunidenses estão com sobrepeso (Hedley et al., 2004; Ogden et al., 2006). Além disso, os dados do CDC mostram que a população estadunidense se tornou menos sedentária, mas os índices de obesidade e sobrepeso aumentaram. Este fracasso traz questionamentos com relação às intervenções que vêm sendo aplicadas: será que as abordagens propostas para emagrecimento realmente são eficazes? Será que o modelo aeróbio realmente é eficiente?

A baixa eficiência dos paradigmas usados para perda de peso foi consistentemente comprovada em revisões e meta-análises das décadas de 1980 e 1990 (Epstein & Wing, 1980; Ballor & Keesey,

1991; Ballor & Poehlman, 1994). Em uma meta-análise de 1995, Garrow e Summerbell revisaram estudos publicados entre 1966 e 1993 e verificaram que, em homens, a realização de atividades aeróbias sem restrição dietética promove perda de peso de cerca de 3 kg em 30 semanas. Em mulheres, a perda calculada foi de 1,4 kg em 12 semanas. Com relação à composição corporal, análises de regressão revelaram que cerca de 25% do peso perdido por meio de dieta corresponderia à massa magra, no entanto, quando se combinava a dieta com exercícios, esta proporção caáa para 17% em ambos os sexos.

Posteriormente, Milller, Koceja & Hamilton (1997) publicaram uma meta-análise envolvendo artigos que usaram dieta, exercício ou a combinação de ambos para promover emagrecimento. O objetivo do estudo foi quantificar a eficiência destas intervenções em pessoas com sobrepeso. Os autores procuraram revisar todos os estudos publicados entre 1969 e 1994, chegando a um impressionante total de 493, em uma das revisões mais abrangentes de que se tem notícia. Os resultados mostram que, ao final de 21 semanas de exercício, a perda de peso calculada ficava em torno de apenas 2,9 kg. Quando se comparava a realização de dieta com a realização de dieta combinada com exercícios, a diferença na perda de peso em 13 a 15 semanas era de apenas 0,3 kg a mais para a combinação. No concernente à perda de gordura, a dieta promoveu a redução de 6% na gordura corporal, enquanto a adição de exercícios à dieta aumentou este número para 7,3%. A baixa eficiência dos exercícios em promover alterações positivas no peso e na composição corporal foi muito consistente, mesmo quando ajustada por covariantes que poderiam interferir nos resultados, como peso inicial e duração dos estudos. Deve-se ressaltar que os resultados foram em pessoas com excesso de peso, portanto, os valores encontrados podem ser vistos como negligenciáveis e desencorajadores, segundo os próprios autores.

Em 1998, foi publicado o posicionamento do National Insitutes of Health (NIH), Estados Unidos, uma das maiores organizações de saúde do mundo. O *Clinical guidelines on the identification, evaluation, and treatment of overweight and obesity in adults* (Diretrizes clínicas sobre a identificação, avaliação e tratamento do sobrepeso e da obesidade em adultos) contou com participação dos maiores especialistas conhecidos sobre o assunto para produzir, entre outras coisas, diretrizes de trabalho no combate à obesidade e ao sobrepeso. Dentre os estudos revisados pelos especialistas, a maior parte envolvia atividades aeróbias. A intensidade dos exercícios variava entre 60-85% da frequência cardíaca máxima (~70% do VO2máx), realizados três a sete vezes por semana durante 30 a 60 minutos. Apesar destas características serem as mesmas das atividades normalmente prescritas para emagrecer, o posicionamento conclui que a atividade física - no caso, o exercício aeróbio - resulta em perda de peso modesta em indivíduos com obesidade e sobrepeso (a perda de peso estimada ficou em cerca de 2,4 kg em comparação com o grupo controle). Adicionalmente, quando se comparou o efeito da dieta com o efeito da dieta mais a atividade física, foi verificado que a realização dos exercícios levava a uma perda adicional de apenas 1,9 kg em relação à dieta exclusivamente (NIH, 1998).

No ano seguinte, Rena Wing revisou as evidências sobre o papel da atividade física no tratamento do sobrepeso e da obesidade em adultos. Além de revisar os artigos citados no posicionamento do parágrafo anterior, o autor pesquisou mais três meta-análises e diversos outros artigos e chegou a conclusões similares às do posicionamento do NIH (Wing, 1999). Mais recentemente, em uma revisão de 2004, Avenell et al. (2004) concluíram que a combinação de dieta e exercício é associada a uma perda de peso de apenas 1,95 kg a mais que a dieta ao final de 12 meses, ou seja, a adição dos exercícios à dieta levaria a uma perda de cerca de 160 gramas por mês!!

Em 2005, Curioni & Lourenço, da Universidade Estadual do Rio de Janeiro, realizaram uma meta-análise para avaliar a eficiência de intervenções a base de dietas e exercícios na perda de peso em longo prazo (estudos com acompanhamento superior a um ano) em pessoas com obesidade e sobrepeso. Os resultados mostram que, em média, a combinação de dieta e exercício leva a uma perda de peso de 13%, enquanto a dieta somente, a uma perda de 10%, sendo que ambos os grupos recuperavam em média 50% do peso perdido no primeiro ano após as intervenções (Curioni & Lourenco, 2005), ou seja, além da pouca diferença trazida pela inclusão do exercício, não havia vantagem adicional na manutenção do peso perdido.

Jack Wilmore, um dos fisiologistas mais conhecidos, publicou dois artigos que também confirmam a baixa eficiência das atividades físicas comumente prescritas para o emagrecimento (Wilmore, 1995, 1996). Nos estudos, o autor fez uma revisão da literatura pertinente aos efeitos da atividade física nas alterações de peso e composição corporal e verificou que seis meses de atividade levariam a perda de aproximadamente 1,6 kg de massa corporal e 2,6 kg de gordura. Estes resultados levaram Wilmore a concluir que o exercício formal não resulta em mudanças substanciais em peso e composição corporal, sugerindo que a atividade física teria um papel significativo na prevenção, mas não no tratamento do sobrepeso e da obesidade.

(Uma observação deve ser feita antes de prosseguir com a apresentação de outros dados. Ao ler os estudos citados, pode-se alegar que há um viés nas conclusões das revisões e meta-análises, no entanto, o viés favoreceria justamente o paradigma dominante, tendo em vista que há uma tendência de se publicar somente os resultados positivos, especialmente quando há uma crença nesses resultados dentro de um modelo. Ou seja, as meta-análises tenderiam a favorecer e não a contrariar o modelo aeróbio).

Alguns anos depois da publicação das revisões, Jack Wilmore participou de uma das maiores pesquisas já realizadas sobre exercícios aeróbios e composição corporal. Além de Wilmore, estava na pesquisa o ilustre canadense Claude Bouchard, entre outros autores. O estudo acompanhou 557 pessoas sedentárias durante 20 semanas. O programa de atividade física envolvia três sessões semanais de exercícios aeróbios prescritos progressivamente, iniciando com sessões de 30 minutos a 55% do VO$_2$máx até chegar a sessões de 50 minutos a 75% do VO$_2$máx. As análises de peso e composição corporal, por meio de pesagem hidrostática, mostraram resultados pouco expressivos, revelando redução da gordura corporal de apenas 3%, com perda de peso média entre 100 e 400 gramas após os cinco meses de estudo. Deve-se ressaltar que todas as sessões de treinamento foram controladas por um especialista e sistemas computadorizados. As conclusões reforçaram as afirmações anteriores, questionando a real eficiência dos programas de exercícios no emagrecimento (Wilmore et al., 1999).

Além destes estudos, há outros publicados em periódicos conceituados que merecem ser citados. Na verdade, para ser preciso, não foi possível encontrar de forma consistente estudos que mostrassem efeitos expressivos dos exercícios aeróbios na redução do peso ou da gordura corporal.

Em um estudo de 1971, Michael Pollock, um dos mais notórios discípulos de Cooper, buscou, juntamente com seus coautores, quantificar os efeitos de 20 semanas de caminhadas na composição corporal de homens de meia-idade. O programa de treinamento consistia em caminhadas realizadas em quatro sessões semanais de aproximadamente 40 minutos com intensidade entre 63 e 76% da frequência cardíaca máxima. Apesar das alterações em peso e composição corporal terem sido significativas, os valores absolutos revelam reduções de apenas 1,3 kg no peso e 1,1% no percentual de gordura para o grupo que realizou as caminhadas, ao final das 20 semanas.

Van Aggel-Leijssen et al. (2001) dividiram 37 obesos em dois grupos: dieta e dieta combinada com exercícios aeróbios (quatro sessões semanais de uma hora a 40% do VO$_2$máx), em um estudo de 12 semanas. Ambos obtiveram perda similar na massa corporal (14,8 e 15,2 kg para dieta e dieta mais exercícios aeróbios, respectivamente) e no percentual de gordura (8,7 e 8,5% para dieta e dieta mais exercícios aeróbios, respectivamente), avaliado por meio da pesagem hidrostática. Em 2002, Van Aggel Leijssen e colaboradores publicaram outro estudo envolvendo atividades aeróbias e indivíduos obesos; nesta pesquisa, foram realizados treinos em um ciclo ergômetro três vezes por semana a 40% ou a 70% do VO$_2$máx até se chegar a um gasto de 5 kcal/kg de massa magra, ou algo em torno de 350kcal. Ao final das 12 semanas de estudo, nenhum dos grupos obteve reduções na massa corporal nem alterações na composição corporal, avaliada por pesagem hidrostática (van Aggel-Leijssen et al., 2002). Ou seja, mesmo gastando energia e mesmo essa energia vindo prioritariamente da gordura, não houve emagrecimento. E isso foi verificado por diversos outros estudos.

David C. Nieman e colaboradores (Nieman et al., 2002) dividiram 102 homens obesos em quatro grupos: 1) controle, 2) dieta (1.200–1.300 kcal/dia), 3) exercício (cinco sessões semanais de 45 minutos a 78.4 ± 0.5% da FCM) e 4) dieta+exercício. O grupo que realizou somente o exercício não aumentou sua ingestão calórica, havendo inclusive redução não significativa de cerca de 300 kcal no total de calorias ingeridas ao longo das 12 semanas de estudo; portanto, pode-se concluir que a adição de exercícios levou a um balanço calórico negativo. No entanto, este grupo não teve nenhuma redução significativa no peso nem na gordura corporal, avaliada por pesagem hidrostática. Quando se comparou o grupo que foi submetido à dieta com o submetido à dieta+exercício, a diferença de perda de peso (7,8 vs 8,1 kg para dieta e dieta+exercício, respectivamente) e a redução do percentual de gordura (4,2 vs 3,7% para dieta e dieta+exercício, respectivamente) foram similares. De forma semelhante, a combinação de exercício aeróbio com dieta não trouxe benefícios adicionais nos níveis de colesterol e triacilgliceróis, e a realização de exercícios sem dieta não promoveu melhoras nestes parâmetros. Isto reforça o resultado de diversos estudos que mostram que o exercício aeróbio isoladamente produz poucas alterações nos lipídeos sanguíneos, a menos que sejam combinados com alterações na dieta ou mudanças na composição corporal (Hinkleman & Nieman, 1993; Dengel et al., 1994; Williams et al.,

1994; Wood, 1994; Andersen et al., 1995; Katzel et al., 1995; Fox et al., 1996; Leaf et al., 1997; Leon & Sanchez, 2001).

Em um estudo de Evans et al. (1999), a composição corporal de indivíduos obesos foi avaliada por DEXA, bioimpedância, dobras cutâneas, IMC e pesagem hidrostática antes e após 16 semanas de dieta (déficit de 1.000 kcal/dia) ou dieta+aeróbios (quatro sessões semanais de caminhada ou corrida até se gastarem 350 kcal). A análise da dieta revelou que os grupos ingeriam a mesma quantidade de calorias, portanto, calculando-se o gasto calórico do exercício como proposto pela abordagem matemática, seria esperado que os aeróbios promovessem perda adicional de cerca de 3 quilos de gordura, todavia, a perda de peso e de gordura não foi diferente entre os grupos!

Bond Brill et al. (2002) concluíram um estudo de 12 semanas, no qual 56 mulheres com sobrepeso realizavam uma das três intervenções: 1) dieta (1.200 a 1.400 kcal), 2) dieta combinada com 30 minutos de caminhada ou 3) dieta combinada com 60 minutos de caminhada. O objetivo principal do estudo foi investigar o efeito do volume de caminhada na perda de peso produzida pela dieta. As caminhadas foram realizadas cinco vezes por semana em uma intensidade selecionada pelo próprio participante, objetivando promover uma experiência agradável de exercício na companhia de amigos e aproveitar o ambiente sereno de um parque tropical. Os resultados revelaram que a perda de peso e de gordura não foi diferente entre os grupos. Na discussão, os autores afirmam que "a adição dos exercícios não aumentou a quantidade de peso perdido". Com relação a parâmetros ligados à saúde, os grupos que realizaram a caminhada tiveram maior redução na circunferência da cintura, mas não houve distinção entre realizar 30 ou 60 minutos de atividade; as mudanças em outras variáveis como pressão arterial, colesterol e triacilgliceróis sanguíneos não foram diferentes entre os grupos.

O projeto "Physical Activity for Total Health" estudou os efeitos de um programa de exercícios vs. controle em 173 mulheres pós-menopausa com sobrepeso. Após 12 meses de intervenção, a média de perda de peso para o grupo que se exercitou foi de apenas 1,3 kg e a redução no percentual de gordura foi de cerca de 1%, enquanto não houve mudanças significativas no grupo controle. As atividades foram realizadas em intensidades moderadas, compostas predominantemente de caminhadas, e as avaliações foram feitas por meio do DEXA. Mesmo entre as pessoas que realizavam maiores volumes de atividade física (> de 195 minutos semanais) a perda de gordura foi relativamente baixa após um ano (Irwin et al., 2003).

O Midwest Exercise Trial contou com a presença de pesquisadores ilustres como Joseph Donnelly, James Hill, Jeffrey Potteiger, John Jakicic e Steven Blair (Donnelly et al., 2003a; Donnelly et al., 2003b). O estudo envolveu 74 pessoas durante 16 meses, no qual os indivíduos foram designados para grupo controle ou para realização de exercícios aeróbios. Os participantes se exercitavam sob a supervisão de especialistas, cinco vezes por semana, durante 45 minutos, entre 55 e 70% do VO_2máx. O gasto calórico de cada sessão chegou a cerca de 667kcal para homens e a 439kcal para mulheres; a análise nutricional revelou que não houve aumento da quantidade nem alteração na qualidade das calorias ingeridas (Donnelly et al., 2003a; Donnelly et al., 2003b). Deste modo, podemos inferir que o protocolo atendia às expectativas do modelo metabólico, pois as atividades foram realizadas dentro da faixa do Fatmax e do modelo matemático, pois o gasto calórico acumulado justificaria uma redução de cerca de mais um quilo de gordura por mês em homens; para ser mais preciso, a estimativa matemática é que haveria uma perda de mais de 27 quilos. No entanto, ao final de um ano e quatro meses de estudo, a perda de gordura foi de pouco mais de 5 quilos em homens, e em mulheres nem ao menos houve redução significativa no peso ou na gordura corporal, apesar de um balanço calórico negativo confirmado pelo método da água duplamente marcada (Donnelly et al., 2003a; Donnelly et al., 2003b).

Em um estudo com 30 homens e mulheres com idade entre 35 e 55 anos, Ring-Dimitrou et al. (2007) avaliaram os efeitos de nove meses de um programa de treinamento de corrida na composição corporal, lipídios sanguíneos e lipoproteínas. Os treinos foram prescritos individualmente e avaliados a cada trimestre. O objetivo do programa foi levar o grupo à conclusão de uma prova de maratona ou meia-maratona. A maior parte dos treinos (92%) era composta de atividade de baixa intensidade, com níveis de lactato menores ou iguais a 2mmol/l (64-73% do VO_2máx). No início da pesquisa, os integrantes foram entrevistados por um nutricionista experiente para avaliar a ingestão nutricional e foi recomendado aos participantes que não alterassem seus hábitos ao longo do estudo. De fato, as análises nutricionais revelaram que não ocorreram mudanças expressivas na quantidade e qualidade de calorias ingeridas. Ao final do estudo, apesar de conseguirem concluir a prova de 20 quilômetros, não houve alterações significativas no peso nem na composição corporal dos participantes.

Estudos recentes continuam revelando a baixa eficiência dos exercícios aeróbios na redução da gordura corporal. Como é o caso do estudo de Krause et al. (2014), no qual 25 obesos foram submetidos a um programa de 16 semanas de exercícios na intensidade do Fatmax ou no limiar ventilatório, realizados por 30 minutos, 3 vezes por semana. Ao final, os participantes não obtiveram reduções significativas no percentual de gordura, avaliado por DEXA, apesar de terem praticado o exercício com uma média de 92% de aderência, ou seja, não se pode alegar fuga do protocolo.

Os resultados de estudos como esses conflitam tanto com a abordagem metabólica quanto com a matemática, pois os exercícios ao mesmo tempo promovem déficit calórico e gasto de gordura, já que as atividades são realizadas dentro da zona de queima de gordura, no entanto, as pesquisas não identificam alterações relevantes na composição corporal. A alegação de que haveria um aumento compensatório na ingestão alimentar não pode ser feita, pois a maior parte dos estudos controlou a ingestão calórica, inclusive há casos em que o controle do déficit calórico foi feito por água duplamente marcada (Donnelly et al., 2003a; Donnelly et al., 2003b). A baixa eficiência dos exercícios aeróbios é paradoxal se analisada dentro dos modelos dominantes, inclusive Jack Wilmore afirma que tais resultados são "inconsistentes com as expectativas porque a atividade física é uma das principais fontes de gasto energético"; prosseguindo, o autor afirma que o corpo parece se adaptar para compensar o déficit energético, contrapondo os efeitos agudos do exercício (Wilmore, 1995, 1996).

Mesmo quando há resultados estatisticamente significativos, a relevância clínica dos resultados obtidos com os exercícios aeróbios é altamente questionável, pois os programas que usam somente atividades aeróbias por vários meses raramente têm perda superior a 2% do peso corporal (Garrow & Summerbell, 1995; Wilmore, 1995, 1996; Miller et al., 1997; NIH, 1998; Evans et al., 1999; Wilmore et al., 1999; Donnelly et al., 2003a; Irwin et al., 2003). Mesmo que os objetivos sejam estéticos, os efeitos alcançados dificilmente atenderão às expectativas dos praticantes.

O suposto efeito que o exercício aeróbio teria na preservação da massa magra também é contestado pelas evidências científicas disponíveis, tendo em vista que a maior parte dos estudos traz resultados pouco expressivos nesta área. Mesmo que haja um efeito na preservação da massa magra, é questionável se isso seria devido à massa muscular esquelética ou a algum outro componente. Garrow e Summerbell (1995), por exemplo, sugerem que as diferenças em massa magra seriam devidas à retenção de glicogênio, que é associado ao acúmulo de água e potássio. De fato, estudos que analisaram as alterações na proteína muscular mais precisamente não encontram efeitos positivos do exercício aeróbio (Heymsfield et al., 1989; Evans et al., 1999).

A discrepância entre a popularidade das orientações quanto à prescrição de exercícios aeróbios para emagrecer e o conjunto de evidências contraditórias a esta prática é chocante. Em artigo escrito há mais de uma década no *Journal of the American Dietetic Association*, Chester Zelasko (Zelasko, 1995), da Universidade de Buffalo, atribui a consolidação deste modelo a um "telefone sem fio". Para o autor, um conceito inicial foi deturpado seguidamente enquanto passava de uma pessoa para outra até que o conceito final se tornou completamente diferente da ideia original. No caso da prescrição dos exercícios aeróbios, a concepção primeira era que esta atividade promoveria queima de gordura relativamente alta em relação ao repouso durante sua realização, no entanto, nada foi comprovado sobre esta magnitude, muito menos com relação à sua eficiência a longo prazo, mas a propagação do conceito inicial a alterou até que chegamos à crença de que esta prática seria eficiente para o emagrecimento.

É assustador notar que, apesar de todas as evidências em contrário, ainda insistimos em aplicar o modelo aeróbio até os dias atuais. Mais que uma questão de Fisiologia, a mudança dos modelos de emagrecimento parece ser uma questão de Filosofia.

Nosso pensamento é guiado pelo paradigma cartesiano. De acordo com essa concepção, devemos dividir o todo em partes menores para compreendê-lo. Uma das características marcantes deste paradigma é a explicação dos mais variados fenômenos por meio de equações matemáticas lineares. Justamente por pensarmos assim, as abordagens metabólica e matemática se tornaram tão facilmente aceitáveis. No caso da abordagem metabólica, é quase inevitável simpatizar com a associação linear simples que define toda a teoria: a atividade aeróbia induz a perda de gordura durante sua realização, portanto, ela emagrece. No caso do modelo matemático, a mesma lógica foi mantida, no entanto, o conceito foi um pouco alterado: se gordura é reserva de energia, então, um maior balanço calórico negativo necessariamente promoveria maior perda de gordura. No caso da abordagem metabólica, é estranho ver como ela se espalhou sem ter ao menos uma evidência científica a seu favor; talvez, o fato de sua concepção se adequar tão bem ao nosso arcabouço conceitual seja a origem disso e integre nosso inconsciente coletivo.

Ao usarmos nosso paradigma cartesiano, fica incomodamente difícil aceitar que uma atividade que queima caloria na forma de gordura não emagrece. Tal fato não vai contra somente as teorias de Educação Física, vai de encontro a nossa própria lógica. No entanto, o emprego de um raciocínio simples e bastante conhecido pode nos ajudar a ver a situação sob outra perspectiva. Poderíamos fazer um paralelo com o princípio da supercompensação, tão conhecido de todos nós. Quando realizamos um treino intervalado intenso, recorremos às reservas de glicogênio de modo que elas se encontrarão amplamente degradadas ao final da atividade. No entanto, após o treino, qual a tendência natural de nosso corpo? Repor as reservas de glicogênio e armazenar um pouco mais de combustível para o caso de o estresse ser repetido. Quando realizamos um treino de musculação intenso, há alta exigência estrutural nos tecidos proteicos, muitas vezes ocorrendo uma quantidade significativa de microlesões com consequente degradação da proteína muscular. Entretanto, qual a tendência do nosso corpo após o treino? Restaurar o tecido proteico e deixá-lo ainda mais volumoso para prevenir o impacto de um futuro estresse. Quando fazemos atividade aeróbia, qual o tecido prioritariamente utilizado? Por que dificilmente imaginamos que a tendência de supercompensação seja seguida também pela gordura??

Apesar de esta apresentação ser propositalmente simplificada com fins didáticos, há diversas evidências para a referida supercompensação. A primeira vem de 1973, quando Askew et al. treinaram ratos em uma esteira por 12 semanas e os sacrificaram 24 horas após o último dia de exercício. A análise do tecido adiposo verificou que a esterificação de ácidos graxos estava aumentada em 59%, fazendo os autores sugerirem que haveria uma adaptação bioquímica que aumentaria a captação de gordura para o caso de um período de privação (Beunen & Thomis, 2004). Diversos estudos constataram aumento expressivo nas reservas de gordura (Dohm et al., 1977; Craig et al., 1983; Lambert et al., 1994; Kump & Booth, 2005b; Kump et al., 2006) e queda na sensibilidade à insulina (Kump & Booth, 2005a) poucos dias após a interrupção do treinamento aeróbio. Inclusive, depois de pouco mais de dois dias, os grupos treinados mostraram, em alguns casos, níveis de gordura visceral superiores aos encontrados em sedentários (Kump & Booth, 2005b). Para se ter ideia das alterações agudas, estudos em ratos mostram que 5 horas após interrupção da atividade, a síntese de triacilgliceróis foi 30% maior para o grupo que se exercitou em comparação com sedentários, no entanto, na avaliação posterior a 10 horas os valores exibiram aumento em 14 vezes, de modo que nos sedentários eles eram 79% mais baixos do que no grupo que se exercitou. Cinquenta e três horas após a atividade, a síntese de triacilgliceróis para o grupo que fez exercício aeróbio era quase cinco vezes maior do que para os sedentários!! (Kump & Booth, 2005b).

Todavia, uma falha destes estudos foi não haver controlado a alimentação, incorrendo em que os grupos submetidos à atividade aeróbia normalmente aumentavam sua ingestão calórica com o treinamento e a mantinham alta mesmo após interromperem os exercícios. Mas um trabalho conduzido por pesquisadores estadunidenses corrigiu este viés e acabou por apontar o fenômeno da supercompensação de forma praticamente inequívoca. O grupo de Laye et al. (2007) forneceu acesso livre à esteira a ratos jovens durante 42-43 dias. Passado esse tempo, foram colocados em inatividade e sacrificados após 5, 53 ou 173 horas. No período de inatividade, metade dos ratos teve acesso irrestrito a comida, enquanto para a outra metade foi fornecida a quantidade de calorias ingerida por ratos sedentários. Os resultados revelaram que, mesmo com a alimentação controlada, houve aumento significativo na gordura visceral quando se compararam os sacrificados após 5 e 173 horas de inatividade. O mais surpreendente foi a verificação de hiperplasia das células adiposas, e não somente o seu aumento de tamanho!

Ao observar tais evidências, fica mais fácil compreender resultados de pesquisas amplas, como as análises do Centers for Disease Control and Prevention (CDC), nas quais é possível notar uma diminuição do sedentarismo praticamente em espelho com o aumento do sobrepeso, ou seja, as pessoas ficam menos sedentárias e mesmo assim engordam (os dados podem ser vistos no *site* da organização)! Até porque, apesar de tudo, os exercícios aeróbios, especialmente a caminhada, ainda são as atividades mais usadas para emagrecer (Kruger et al., 2007). É também mais fácil visualizar os resultados de Wing & Phelan (2005), que apontam que, dentre as pessoas que conseguem emagrecer, apenas 1% usou unicamente o exercício para alcançar seus objetivos. Muita gente, ao ler este capítulo, pode ter pensado "Como assim? Mas eu conheço diversas pessoas que emagreceram fazendo aeróbio!". O que devemos perguntar é, será que elas fizeram apenas aeróbios ou também adotaram dieta e outras atividades? Ou então, será que não estamos analisando apenas o 1% da população? A baixa eficiência das atividades comumente usadas pode explicar, além do descontrolado crescimento do excesso de peso, a pouca adesão à prática de exercícios, especialmente a pequena participação na atividade orientada por profissionais. Imaginem a frustração de uma pessoa com sobrepeso que, praticando apenas atividade física, perde menos de 100 gramas de gordura por semana! É necessário que revisemos nossos métodos com urgência.

Referências bibliográficas

Andersen RE, Wadden TA, Bartlett SJ, Vogt RA & Weinstock RS. (1995). Relation of weight loss to changes in serum lipids and lipoproteins in obese women. *Am J Clin Nutr* **62**, 350-357.

Avenell A, Brown TJ, McGee MA, Campbell MK, Grant AM, Broom J, Jung RT & Smith WC. (2004). What interventions should we add to weight reducing diets in adults with obesity? A systematic review of randomized controlled trials of adding drug therapy, exercise, behaviour therapy or combinations of these interventions. *J Hum Nutr Diet* **17**, 293-316.

Ballor DL & Keesey RE. (1991). A meta-analysis of the factors affecting exercise-induced changes in body mass, fat mass and fat-free mass in males and females. *Int J Obes* **15**, 717-726.

Ballor DL & Poehlman ET. (1994). Exercise-training enhances fat-free mass preservation during diet-induced weight loss: a meta-analytical finding. *Int J Obes Relat Metab Disord* **18**, 35-40.

Beunen G & Thomis M. (2004). Gene powered? Where to go from heritability (h^2) in muscle strength and power? *Exercise and Sport Science Reviews* **32**, 148-154.

Bond Brill J, Perry AC, Parker L, Robinson A & Burnett K. (2002). Dose-response effect of walking exercise on weight loss. How much is enough? *Int J Obes Relat Metab Disord* **26**, 1484-1493.

Craig BW, Thompson K & Holloszy JO. (1983). Effects of stopping training on size and response to insulin of fat cells in female rats. *J Appl Physiol* **54**, 571-575,

Curioni CC & Lourenco PM. (2005). Long-term weight loss after diet and exercise: a systematic review. *Int J Obes (Lond)* **29,** 1168-1174.

Dengel DR, Hagberg JM, Coon PJ, Drinkwater DT & Goldberg AP. (1994). Comparable effects of diet and exercise on body composition and lipoproteins in older men. *Med Sci Sports Exerc* **26,** 1307-1315.

Dohm GL, Barakat HA, Tapscott EB & Beecher GR. (1977). Changes in body fat and lipogenic enzyme activities in rats after termination of exercise training. *Proc Soc Exp Biol Med* **155,** 157-159.

Donnelly JE, Hill JO, Jacobsen DJ, Potteiger J, Sullivan DK, Johnson SL, Heelan K, Hise M, Fennessey PV, Sonko B, Sharp T, Jakicic JM, Blair SN, Tran ZV, Mayo M, Gibson C & Washburn RA. (2003a). Effects of a 16-month randomized controlled exercise trial on body weight and composition in young, overweight men and women: the Midwest Exercise Trial. *Arch Intern Med* **163,** 1343-1350.

Donnelly JE, Kirk EP, Jacobsen DJ, Hill JO, Sullivan DK & Johnson SL. (2003b). Effects of 16 mo of verified, supervised aerobic exercise on macronutrient intake in overweight men and women: the Midwest Exercise Trial. *Am J Clin Nutr* **78,** 950-956.

Epstein LH & Wing RR. (1980). Aerobic exercise and weight. *Addict Behav* **5,** 371-388.

Evans EM, Saunders MJ, Spano MA, Arngrimsson SA, Lewis RD & Cureton KJ. (1999). Body-composition changes with diet and exercise in obese women: a comparison of estimates from clinical methods and a 4-component model. *Am J Clin Nutr* **70,** 5-12.

Fox AA, Thompson JL, Butterfield GE, Gylfadottir U, Moynihan S & Spiller G. (1996). Effects of diet and exercise on common cardiovascular disease risk factors in moderately obese older women. *Am J Clin Nutr* **63**, 225-233.

Garrow JS & Summerbell CD. (1995). Meta-analysis: effect of exercise, with or without dieting, on the body composition of overweight subjects. *Eur J Clin Nutr* **49**, 1-10.

Hedley AA, Ogden CL, Johnson CL, Carroll MD, Curtin LR & Flegal KM. (2004). Prevalence of overweight and obesity among US children, adolescents, and adults, 1999-2002. *Jama* **291**, 2847-2850.

Heymsfield SB, Casper K, Hearn J & Guy D. (1989). Rate of weight loss during underfeeding: relation to level of physical activity. *Metabolism* **38**, 215-223.

Hinkleman LL & Nieman DC. (1993). The effects of a walking program on body composition and serum lipids and lipoproteins in overweight women. *J Sports Med Phys Fitness* **33**, 49-58.

Irwin ML, Yasui Y, Ulrich CM, Bowen D, Rudolph RE, Schwartz RS, Yukawa M, Aiello E, Potter JD & McTiernan A. (2003). Effect of exercise on total and intra-abdominal body fat in postmenopausal women: a randomized controlled trial. *Jama* **289**, 323-330.

Katzel LI, Bleecker ER, Colman EG, Rogus EM, Sorkin JD & Goldberg AP. (1995). Effects of weight loss vs aerobic exercise training on risk factors for coronary disease in healthy, obese, middle-aged and older men. A randomized controlled trial. *Jama* **274**, 1915-1921.

Krause M, Rodrigues-Krause J, O'Hagan C, Medlow P, Davison G, Susta D, Boreham C, Newsholme P, O'Donnell M, Murphy C & De Vito G. (2014). The effects of aerobic exercise training at two different intensities in obesity and type 2 diabetes: implications for oxidative stress, low-grade inflammation and nitric oxide production. *Eur J Appl Physiol* **114,** 251-260.

Kruger J, Yore MM & Kohl HW, 3rd. (2007). Leisure-Time Physical Activity Patterns by Weight Control Status: 1999-2002 NHANES. *Med Sci Sports Exerc* **39,** 788-795.

Kump DS & Booth FW. (2005a). Alterations in insulin receptor signalling in the rat epitrochlearis muscle upon cessation of voluntary exercise. *J Physiol* **562,** 829-838.

Kump DS & Booth FW. (2005b). Sustained rise in triacylglycerol synthesis and increased epididymal fat mass when rats cease voluntary wheel running. *J Physiol* **565,** 911-925.

Kump DS, Laye MJ & Booth FW. (2006). Increased mitochondrial glycerol-3-phosphate acyltransferase protein and enzyme activity in rat epididymal fat upon cessation of wheel running. *Am J Physiol Endocrinol Metab* **290,** E480-489.

Lambert EV, Wooding G, Lambert MI, Koeslag JH & Noakes TD. (1994). Enhanced adipose tissue lipoprotein lipase activity in detrained rats: independent of changes in food intake. *J Appl Physiol* **77,** 2564-2571.

Laye MJ, Thyfault JP, Stump CS & Booth FW. (2007). Inactivity induces increases in abdominal fat. *J Appl Physiol* **102,** 1341-1347.

Leaf DA, Parker DL & Schaad D. (1997). Changes in VO2max, physical activity, and body fat with chronic exercise: effects on plasma lipids. *Med Sci Sports Exerc* **29,** 1152-1159.

Leon AS & Sanchez OA. (2001). Response of blood lipids to exercise training alone or combined with dietary intervention. *Med Sci Sports Exerc* **33**, S502-515; discussion S528-509.

Miller WC, Koceja DM & Hamilton EJ. (1997). A meta-analysis of the past 25 years of weight loss research using diet, exercise or diet plus exercise intervention. *Int J Obes Relat Metab Disord* **21**, 941-947.

Nieman DC, Brock DW, Butterworth D, Utter AC & Nieman CC. (2002). Reducing diet and/or exercise training decreases the lipid and lipoprotein risk factors of moderately obese women. *J Am Coll Nutr* **21**, 344-350.

NIH. (1998). Clinical Guidelines on the Identification, Evaluation, and Treatment of Overweight and Obesity in Adults--The Evidence Report. National Institutes of Health. *Obes Res* **6 Suppl 2**, 51S-209S.

Ogden CL, Carroll MD, Curtin LR, McDowell MA, Tabak CJ & Flegal KM. (2006). Prevalence of overweight and obesity in the United States, 1999-2004. *Jama* **295**, 1549-1555.

Ring-Dimitriou S, von Duvillard SP, Paulweber B, Stadlmann M, Lemura LM, Peak K & Mueller E. (2007). Nine months aerobic fitness induced changes on blood lipids and lipoproteins in untrained subjects versus controls. *Eur J Appl Physiol* **99**, 291-299.

van Aggel-Leijssen DP, Saris WH, Hul GB & van Baak MA. (2001). Short-term effects of weight loss with or without low-intensity exercise training on fat metabolism in obese men. *Am J Clin Nutr* **73**, 523-531.

van Aggel-Leijssen DP, Saris WH, Wagenmakers AJ, Senden JM & van Baak MA. (2002). Effect of exercise training at different intensities on fat metabolism of obese men. *J Appl Physiol* **92,** 1300-1309.

Williams PT, Stefanick ML, Vranizan KM & Wood PD. (1994). The effects of weight loss by exercise or by dieting on plasma high-density lipoprotein (HDL) levels in men with low, intermediate, and normal-to-high HDL at baseline. *Metabolism* **43,** 917-924.

Wilmore JH. (1995). Variations in physical activity habits and body composition. *Int J Obes Relat Metab Disord* **19 Suppl 4,** S107-112.

Wilmore JH. (1996). Increasing physical activity: alterations in body mass and composition. *Am J Clin Nutr* **63,** 456S-460S.

Wilmore JH, Despres JP, Stanforth PR, Mandel S, Rice T, Gagnon J, Leon AS, Rao D, Skinner JS & Bouchard C. (1999). Alterations in body weight and composition consequent to 20 wk of endurance training: the HERITAGE Family Study. *Am J Clin Nutr* **70,** 346-352.

Wing RR. (1999). Physical activity in the treatment of the adulthood overweight and obesity: current evidence and research issues. *Med Sci Sports Exerc* **31,** S547-552.

Wing RR & Phelan S. (2005). Long-term weight loss maintenance. *Am J Clin Nutr* **82,** 222S-225S.

Wood PD. (1994). Physical activity, diet, and health: independent and interactive effects. *Med Sci Sports Exerc* **26,** 838-843.

Zelasko CJ. (1995). Exercise for weight loss: what are the facts? *J Am Diet Assoc* **95,** 1414-1417.

Abordagem bioquímica
Proposta baseada nas alterações bioquímicas e comportamentais

Conforme exposto anteriormente, o treino aeróbio de baixa intensidade e longa duração não é tão eficiente o quanto se acredita em reduzir a massa corporal nem em promover alterações na composição corporal. No entanto, é muito difícil conceber estes resultados pela concepção linear - é paradoxal pensar que uma atividade que gasta energia e queima gordura não é eficiente no emagrecimento. A única explicação possível é que o corpo altera seu funcionamento de modo a compensar os efeitos agudos do exercício e manter constantes suas reservas de gordura. Nesse sentido, algumas alterações metabólicas merecem destaque e serão abordadas adiante neste capítulo, mas vale lembrar que algumas delas são construções teóricas e, independentemente de serem posteriormente comprovadas, já está consistentemente provado que exercícios aeróbios de baixa intensidade são pouco eficientes no emagrecimento. Este fato está consolidado por décadas de pesquisa e pelos resultados de centenas de artigos, a busca agora é pela compreensão do fenômeno.

Deve-se deixar claro que o intuito da obra não é condenar os exercícios aeróbios de baixa intensidade. No entanto, as evidências de seus efeitos limitados não tornam possível fazer relações lineares entre a gordura ou energia perdida durante a atividade e o emagrecimento em termos quantitativos. Ao analisar os processos fisiológicos dos diversos tipos de treino e seus resultados práticos, é possível concluir que treinos intensos, especialmente os intervalados, produzem alterações mais positivas para pessoas que desejam reduzir a quantidade de gordura corporal a longo prazo. Além disso, este tipo de treino é mais próximo da realidade cotidiana da maioria das pessoas, pois a recomendação de 200 a 300 minutos de atividade física por semana para perda e manutenção de peso (Jakicic et al., 2001) é inviável para muitos em virtude da escassez de tempo.

Eficiência de treinos intensos

Muitos entusiastas propõem que se analise o físico de velocistas e fundistas para fundamentar a defesa da utilização de treinos intensos. Realmente, dados de composição corporal de atletas de alto nível mostram que maratonistas e corredores de fundo não têm menores percentuais de gordura que os velocistas, sendo que em mulheres as velocistas normalmente apresentam percentuais de gordura menores (Pipes, 1977; Malina et al., 1982; Fleck, 1983). Apesar de atraente, esta comparação deve ser realizada com cautela, levando-se em conta não só o tipo de treino, mas também genética, alimentação e controle de outros fatores.

Em estudo transversal, Tremblay et al. (1990) avaliaram a relação entre a intensidade da atividade física habitualmente realizada e a composição corporal em mais de 2.500 pessoas. Por meio de questionário, os indivíduos foram divididos em quatro grupos de acordo com a intensidade das atividades habitualmente realizadas: 1) menores que cinco METs, 2) entre cinco e sete METs, 3) entre sete e nove METs e 4) maiores que nove METs. Apesar de não haver diferença no gasto calórico entre os grupos que realizavam atividades com maior (>9 METs) e menor intensidade (<5 METs), os resultados mostraram que indivíduos habitualmente empenhados em atividades intensas possuem menor relação cintura-quadril e menor quantidade de gordura subcutânea. Os mesmos resultados foram encontrados por Yoshioka et al. (2001). De modo similar, Dionne et al. (2000) e Gutin et al. (2002) verificaram, em adolescentes, que a capacidade cardiovascular e o percentual de gordura eram inversamente correlacionados à realização de atividades vigorosas, mas não havia relação com a realização de atividades moderadas.

Tais resultados foram confirmados por um estudo experimental que comparou os efeitos de treinos contínuos e intervalados (Tremblay et al., 1994). O protocolo contínuo envolvia a realização de quatro a cinco sessões semanais, com duração inicial de 30 minutos, progredindo para 45 minutos ao longo do estudo. A intensidade também foi progressiva, correspondendo inicialmente a 60% da FC máxima de reserva e chegando a 85%, ou seja, dentro da faixa em que se promovem níveis máximos de queima de gordura (Achten et al., 2002). O treinamento intervalado foi realizado com tiros curtos (15 a 30 segundos) e longos (60 a 90 segundos). Apesar do gasto calórico no treino contínuo ser mais que o dobro do treino intervalado (120,4 X 57,9 MJ), a perda de gordura com o treino intervalado foi expressivamente maior ao final do estudo. O cálculo da redução da gordura subcutânea corrigido pelo gasto calórico revelou que a atividade intervalada levou a uma perda de gordura nove vezes maior que a contínua!!!!

Em estudo mais recente, foram encontrados resultados similares aos de Tremblay *et al.* (1994). Logo na introdução, Trapp *et al.* (2008) ressaltam que a maioria dos programas de emagrecimento é baseada em exercícios contínuos de cerca de 30 minutos em intensidades moderadas e que, desapontadoramente, tem levado a pouca ou nenhuma perda de peso. O autor cita o estudo de Trembaly *et al.* (1994), no entanto, ressalva que o protocolo dificilmente seria seguido por indivíduos obesos sedentários. Deste modo, os autores desenvolveram um programa e implementaram testes. O estudo de 15 semanas comparou a realização de treino intervalado de alta intensidade (20 minutos, com tiros de 8 segundos e recuperação de 12 segundos), com treino contínuo (40 minutos a 60% do VO2máx) e um grupo controle na composição corporal e metabolismo de mulheres jovens obesas. De acordo com os resultados das análises nutricionais, não houve alteração nutricional para nenhum dos grupos, entretanto, constatou-se tendência de aumento para o grupo que treinou intervalado e de redução para o grupo que treinou contínuo; somando estas distâncias, a diferença ficaria em cerca de 666 kcal/dia. Apesar disso, mesmo com gastos calóricos similares, os resultados da composição corporal revelaram que apenas o grupo que treinou intervalado reduziu a gordura corporal (2,5 kg); se os não respondedores fossem excluídos, os valores de redução se aproximariam dos 4 Kg. Os resultados para gordura abdominal central revelaram que o treino intervalado promoveu redução, enquanto o aeróbio e o grupo controle tiveram aumentos não significativos nesse parâmetro. A análise da insulina basal demonstrou que apenas a redução promovida pelo treino intervalado (31%) foi significativamente maior que no controle.

Em estudo com homens ativos, MacPherson *et al.* (2011) utilizaram treinos contínuos (iniciando com 30 minutos e chegando a 60 minutos ao final do estudo) e intervalados (4 a 6 tiros máximos de 30 segundos com 4 minutos de intervalo) durante seis semanas e verificaram que a perda de gordura foi de 5,8% e 12,4% para os treinos contínuos e intervalados, respectivamente. Em remadores de alto nível, Shing *et al.* (2013) verificaram que um treino intervalado (8 tiros de 2,5' a 90% da potência, com intervalos a 40% até chegar a 70% da FCmáx ou 5 minutos) aumentou os níveis de adiponectina, aumentou o VO2máx, a potência no teste de 4 minutos e reduziu a gordura corporal, enquanto sessões de 35 a 40 minutos entre 2 a 3 mmol de lactato não produziram resultados nesses parâmetros.

O fato de pessoas envolvidas em atividades intensas apresentarem menor quantidade de gordura, mesmo gastando menos energia e trabalhando fora da zona de queima de gordura, demonstra que fatores além do substrato utilizado ou do gasto calórico podem interferir nos resultados de um programa de emagrecimento, contrariando os modelos citados anteriormente. A partir desse ponto, algumas hipóteses surgiram para tentar explicar o fenômeno.

Importância da intensidade

A intensidade parecer ser fator preponderante para os resultados, pois protocolos intervalados menos intensos não mostram mesmos efeitos, como verificado por Racil *et al.* (2013) e Keating *et al.* (2014). Racil *et al.* (2013) compararam os efeitos de 12 semanas de um protocolo de treinamento intervalado de alta intensidade com um de baixa intensidade em adolescentes obesas. Ambos os protocolos envolviam mesma quantidade de tiros de 30 segundos alternados com

30 segundos de intervalo, sendo que no de alta intensidade os tiros foram com intensidades de 100 a 110% de VO2máx, enquanto no de intensidade moderada ela variou de 70 a 80%. Apesar da perda de gordura ser significativa nos dois grupos, as resultantes foram superiores para as intensidades mais altas. Além disso, os resultados de sensibilidade à insulina, lipídeos sanguíneos e demais fatores analisados também foram melhores no protocolo de alta intensidade.

Posteriormente, no estudo de Keating et al. (2014), os participantes começaram os treinos intervalados com quatro tiros a 120% do VO2máx em uma relação de 30:180; para se ter ideia, o estudo de Tabata *et al.* (1996) revela que durante tiros de 20 segundos a 170% da iVO2máx com 10 segundos de intervalo, a fadiga (definida como perda de 20% da capacidade de trabalho) ocorre entre o sétimo e o oitavo tiro, ou seja, o protocolo foi bastante leve. Mesmo ao final, ao perfazer seis tiros a 60:120, poderia-se supor que a intensidade fosse adequada, mas como não há relatos de correções de intensidade, o treino continuaria bastante leve. Inclusive, o modelo usado no estudo é um treino para casos clínicos. Já o treino contínuo envolveu 45 minutos de ciclismo a 65% da iVO2máx, como o Fatmax de sedentários é abaixo de 50% da iVO2máx (Venables et al., 2005), poderíamos concluir que sua intensidade foi relativamente alta. Além disso, é importante ressaltar que as mulheres constituíam 30% do grupo intervalado e 18% do grupo contínuo, o que pode ter influenciado os resultados, tendo em vista a maior dificuldade em perder gordura nas mulheres.

Gasto energético de repouso

Quando uma pessoa consegue reduzir expressivamente seu peso corporal, esta redução normalmente é acompanhada de uma queda no metabolismo de repouso, como se o corpo reagisse à "agressão" e tentasse manter o equilíbrio de modo a dificultar a perda de peso e facilitar a recuperação do peso perdido (Leibel et al., 1995;

Rosenbaum et al., 2000). Nesse sentido, Lean & James (1988) verificaram que pós-obesos possuem menor taxa metabólica de repouso (TMR) ajustada pela massa magra em comparação com pessoas de peso normal, no entanto, o mesmo não foi verificado com obesos. Isto pode indicar que este ajuste ocorre para atenuar a perda de peso.

Adicionalmente, um estudo com crianças de 4-5 anos mostrou que a TMR de crianças com pais obesos era, em média, 16% menor em comparação com crianças cujos pais nunca foram obesos (Griffiths et al., 1990). Astrup et al. (1996) compararam 28 mulheres pós-obesas com 28 controles que nunca foram obesas e não encontraram diferenças entre os grupos com relação a idade, peso e composição corporal, estimada por meio de bioimpedância. No entanto, o grupo de pós-obesas possuía menores níveis plasmáticos de T3 e a TMR foi 8% menor em pós-obesas, sendo que esta diferença permaneceu mesmo após ajustada pela massa magra.

Há diversos estudos que não encontraram diferenças significativas na TMR entre pós-obesos e controles (Bukkens et al., 1991; de Peuter et al., 1992; Nelson et al., 1992; Amatruda et al., 1993; Raben et al., 1994; Larson et al., 1995; Weinsier et al., 1995). Entretanto, o grupo de pós-obesos normalmente apresentava a TMR mais baixa, de modo que o pequeno número de indivíduos na amostra pode ter sido a causa da ausência de significância estatística. Como meio de contornar o problema das amostras reduzidas, Astrup et al. (1999) conduziram uma meta-análise para comparar a taxa metabólica de repouso em ex-obesos e controles que nunca foram obesos. Os resultados revelaram que a taxa metabólica de repouso era 3-5% menor em ex-obesos em comparação com controles. Os autores lembram que os estudos revisados envolviam apenas obesos que tiveram sucesso em reduzir o peso corporal significativamente, portanto, as diferenças poderiam ser ainda mais expressivas se incluíssem pessoas com maior dificuldade em perder peso. Para Astrup et al. (1999), independentemente dessa característica ser genética ou adquirida, ela provavelmente aumenta a susceptibilidade de pessoas obesas ganharem peso e dificulta o processo de emagrecimento, portanto, as intervenções de exercícios devem procurar reverter este quadro, ou seja, elas devem aumentar ou manter o gasto energético de repouso.

Alguns estudos transversais mostraram que o exercício aeróbio poderia aumentar o gasto energético de repouso (Ballor & Poehlman, 1992; Sjodin et al., 1996; Grund et al., 2001). No entanto, estes resultados foram questionados por diversos outros trabalhos. Variadas evidências mostram que, em termos crônicos, o treinamento aeróbio parece exercer efeito negativo no metabolismo energético, tendo em vista que atletas de *endurance* apresentam menor gasto energético de repouso e durante a atividade física (ambos corrigidos pela massa magra) em relação a sedentários e atletas de força (Roy et al., 1998; van Aggel-Leijssen et al., 2002; Schrauwen & Hesselink, 2003), menor mobilização de gordura (Calles-Escandon & Driscoll, 1994; Kriketos et al., 2000) e menor termogênese induzida pelo alimento (Leblanc et al., 1982; LeBlanc et al., 1984a; LeBlanc et al., 1984b).

Nesse sentido, Roy et al. (1998) compararam o metabolismo de três grupos de homens jovens: 1) sedentários, 2) treinados aerobiamente e 3) treinados em musculação. Para definir os participantes como treinados era necessário o mínimo de três sessões semanais com duração superior a 1,5h. Os resultados mostraram que a taxa metabólica de repouso corrigida pela massa magra era maior em sedentários do que em pessoas treinadas aerobiamente, ou seja, pessoas com histórico de treinamento aeróbio gastavam menos energia por unidade de massa magra para sustentar as funções vitais.

LeBlanc et al. (1984b) supuseram que o treinamento aeróbio aumentasse o efeito térmico do alimento, contribuindo para o controle de peso supostamente associado à atividade física. Para avaliar esta hipótese, foi comparado o metabolismo entre indivíduos sedentários e treinados após uma refeição de 755 kcal. Aqueles treinados tinham pelo menos três anos de experiência e estavam correndo entre 100 e 160 quilômetros por semana. Os resultados mostraram que o efeito térmico do alimento foi duas vezes maior para indivíduos sedentários em comparação com atletas de *endurance*. Adicionalmente, os níveis plasmáticos de noradrenalina eram mais elevados em indivíduos sedentários, em resultado similar ao encontrado por Tremblay et al. (1983).

Com relação ao gasto energético de repouso, estudos experimentais verificaram que o treinamento aeróbio contínuo, como habitualmente indicado para perda de peso, pode ter efeito negativo, reduzindo a quantidade de calorias gastas durante o repouso.

Em 1989, Heymsfield e colaboradores submeteram mulheres obesas a dieta de 900 kcal diárias e as dividiram em dois grupos: um praticava caminhadas por 5,6 km (gasto energético de 346 kcal por dia) e o outro permanecia sedentário. A composição corporal foi avaliada por meio de pesagem hidrostática, e o metabolismo proteico, por meio do balanço nitrogenado. Apesar do gasto calórico ao final do estudo equivaler à perda de cerca de 2 Kg de gordura, o grupo que praticou atividades aeróbias teve a mesma perda de peso, de gordura e o mesmo balanço nitrogenado que o grupo que permaneceu sedentário. Adicionalmente, a queda no metabolismo de repouso ajustado pela massa magra para o grupo que se exercitou foi quase o dobro em comparação com o que permaneceu sedentário. Os resultados mostram que o exercício aeróbio não forneceu benefícios adicionais à perda de peso e ainda fez com que seus praticantes apresentassem tendência em compensar o desequilíbrio energético mais acentuado por meio da redução no seu metabolismo de repouso.

Em um dos estudos mais completos sobre o tema, pesquisadores canadenses examinaram os efeitos do treinamento aeróbio prolongado na taxa metabólica de repouso, níveis de noradrenalina e de hormônios da tireoide em gêmeos univitelinos. Onze pares de gêmeos jovens foram alojados em uma estação de pesquisas durante 117 dias consecutivos (17 dias de observação inicial, 93 dias de exercício e 7 dias de testes finais), durante os quais foram supervisionados 24 horas por dia. Os participantes eram pesados diariamente e a composição corporal avaliada mensalmente por pesagem hidrostática. A dieta foi rigorosamente controlada e constantemente ajustada de acordo com a composição corporal. Os exercícios foram realizados todos os dias (havia um dia de descanso a cada 10 dias) em duas sessões diárias de aproximadamente uma hora, mantendo-se a intensidade entre 50 e 55% do VO_2máx. A atividade foi calculada para promover um gasto calórico de 1.000 kcal/dia. Apesar de não haver perda na massa magra, a taxa metabólica de repouso caiu 8% ao final do estudo. Com relação ao sistema endócrino, os níveis de noradrenalina, T3 e T4 caíram significativamente após o treino.

Essas mudanças nos hormônios da tireoide já haviam sido detectadas em estudos anteriores (Phinney et al., 1988) e foram novamente constatadas em estudos recentes (Antunes et al., 2005). Antunes et al. (2005) submeteram indivíduos idosos a um programa de seis meses de atividade aeróbia (três sessões semanais de 60 minutos na intensidade do limiar ventilatório) e, além de não encontrarem mudanças na composição corporal, avaliada por DEXA, verificaram queda significativa na taxa metabólica de repouso e nos níveis de T4. As alterações nos níveis de noradrenalina também são preocupantes, pois estudos anteriores verificaram que pós-obesos possuem níveis mais baixos de adrenalina em comparação com controles (Astrup et al., 1994; Raben et al., 1994), o que pode favorecer o ganho de peso.

O prejuízo do treino aeróbio ao metabolismo foi verificado em outras ocasiões. Em um artigo de 1998, Dolezal & Potteiger verificaram que 10 semanas de treinamento aeróbio promovem redução significativa na taxa metabólica basal, apesar de não haver perda na massa magra. Um estudo conduzido por Van Aggel-Leijssen et al. (2002) chegou a conclusões similares às do grupo de Tremblay (Tremblay et al., 1997), com uma redução de 8% no gasto energético de repouso em obesos submetidos a 12 semanas de treinamento aeróbio a 70% do VO_2máx, mesmo sem haver alterações na massa magra.

Cabe ressaltar, no entanto, que no ano anterior, Van Aggel-Leijssen et al. (2001) não haviam identificado queda na TMR nem alterações na atividade simpática após atividades aeróbias. Há também estudos que verificaram aumento da TMR como resultado do treino aeróbio, como os de Tremblay et al. (1986) e Poehlman et al. (1991). De modo similar, o estudo transversal de Ballor & Poehlman (1992) mostrou que praticantes de atividade aeróbia apresentavam maior TMR corrigida pela massa magra em comparação com sedentários e praticantes de musculação. Posteriormente, o estudo de Sjodin et al. (1996) verificou que atletas de endurance de ambos os sexos possuíam maior TMR corrigida pela massa magra em comparação com sedentários.

Deste modo, a literatura traz considerável quantidade de material mostrando que os exercícios aeróbios podem ter influência negativa no metabolismo, mas ainda há controvérsias. Apesar de haver grande número de evidências, estes resultados precisam ser melhor estudados, especialmente aliando amostras maiores a métodos precisos de avaliar tanto a composição corporal quanto o metabolismo de repouso.

Enzimas do metabolismo aeróbio e anaeróbio

A estabilidade estrutural do organismo humano esconde uma infinidade de reações complexas destinadas a manter a homeostase. A alternância das demandas e ofertas de energia, tanto em termos quantitativos como qualitativos, faz com que sejam necessárias diversas vias fisiológicas para atender às necessidades específicas do organismo. Este ajuste fisiológico é chamado por Marzocco & Torres (1999) de regulação metabólica, a qual é mantida graças à interferência direta de reações químicas que compõem o metabolismo, cujo resultado direto é a disponibilidade ou o acúmulo de substratos. No caso das reações biológicas, o mecanismo de regulação é exercido sobre as enzimas, que têm suas concentrações e atividades alteradas de acordo com a situação fisiológica específica.

Neste sentido, obesidade e ganho de peso parecem ter estreita relação com enzimas do metabolismo aeróbio e anaeróbio.

Em estudo pioneiro, Francesco Zurlo e colaboradores investigaram a relação entre características bioquímicas do músculo e o metabolismo em adultos jovens sedentários (Zurlo et al., 1994). Dentre as enzimas analisadas, estavam a fosfofrutoquinase (PFK), a citrato sintase (CS) e a beta-hidroxiacil CoA desidrogenase (HADH), limitantes da glicólise, ciclo de Krebs e beta oxidação, respectivamente. De acordo com os resultados, tanto o gasto energético em 24 horas quanto o gasto energético durante o sono foram positivamente relacionados à atividade da enzima PFK. O coeficiente respiratório de repouso se mostrou inversamente correlacionado à atividade da enzima HADH. Estes achados levaram os autores a sugerirem que pessoas com menor atividade destas enzimas estariam sujeitas aos riscos aumentados de acumular gordura corporal.

De fato, diversos estudos com homens sedentários, obesos e de peso normal, verificaram que a atividade do CS no vasto lateral está diretamente relacionada com a oxidação de gordura em repouso e com a sensibilidade à insulina, e inversamente relacionada com o percentual de gordura e adiposidade central (Colberg et al., 1995; Hickey et al., 1995; Kriketos et al., 1996).

Jean-Aimé Simoneau e colaboradores (1999) estudaram 55 adultos com peso normal e obesos para descobrirem marcadores musculares que possam ter relação com o metabolismo de ácidos graxos. Todos os indivíduos eram sedentários, com o intuito de diminuir a interferência do condicionamento físico nas atividades das enzimas estudadas. Os indivíduos obesos foram submetidos a um programa de perda de peso por 16 semanas. De acordo com os resultados, os obesos apresentavam menor expressão de HADH e seus níveis revelaram-se ainda mais reduzidos após a perda de peso. Adicionalmente, também apresentavam menor atividade da carnitina acil transferase (CAT), o que estava relacionado à atividade da CS. Segundo os autores, as alterações enzimáticas podem favorecer a reesterificação dos ácidos graxos em vez de direcioná-los para oxidação.

Em estudos anteriores do mesmo grupo de pesquisadores, a obesidade foi associada à baixa atividade das enzimas do metabolismo aeróbio em pessoas sedentárias e foi verificado que a perda de peso acentua ainda mais este quadro (Simoneau et al., 1995; Simoneau & Kelley, 1997; Kelley et al., 1999). De modo similar, Raben et al. (1998) compararam o metabolismo de ex-obesos com o de pessoas que nunca foram obesas e verificaram que pós-obesas possuíam atividade de HADH e CS cerca de 20% menor em comparação com o grupo controle.

Em pesquisa mais recente, Doucet et al. (2003) estudaram a hipótese de que as diferenças individuais em enzimas do metabolismo aeróbio e anaeróbio podem ser parcialmente responsáveis pelas mudanças no metabolismo advindas da perda de peso. Na pesquisa, foram estudadas 19 pessoas que haviam sido submetidas a intervenções direcionadas para perda de peso. Após a redução ponderal, a atividade da CS foi positivamente relacionada ao gasto energético em 24 horas, enquanto a atividade da CS e HADH foram ligadas ao gasto energético durante o sono. Por outro lado, as mudanças na atividade da PFK com a perda de peso foram relacionadas às alterações no gasto energético de 24 horas, enquanto as mudanças no gasto energético durante o sono, às mudanças na atividade da CS e HADH. Os autores sugerem que as alterações enzimáticas podem trazer complicações na manutenção do peso em pessoas que tiveram redução ponderal.

Estas alterações na HADH em indivíduos obesos e pós-obesos podem estar conectadas a menor capacidade de oxidar gordura (Astrup et al., 1994; Raben et al., 1994). Para Simoneau et al. (1999), a baixa atividade das enzimas do metabolismo energético pode demarcar um risco bioquímico para o recidivismo, tão comum após intervenções de perda de peso. Astrup et al. (1994) e Raben et al. (1994) compararam ex-obesos com predisposição ao acúmulo de gordura com controles que nunca foram obesos, pareados por peso e composição corporal, e descobriram que os primeiros possuem menor capacidade de oxidar gordura frente às alterações na ingestão alimentar, ou seja, diante de uma mesma ingestão de lipídeos, ex-obesos acumulam mais gordura. Estudos recentes também verificaram que a atividade oxidativa dos músculos está relacionada ao menor acúmulo de gordura diante da ingestão calórica excessiva (Sun et al., 2002). Tais fatos podem estar associados às deficiências enzimáticas e alterações nos níveis de noradrenalina.

Há alguns estudos que não confirmam estes achados, como o de Simoneau e Bouchard (1995), indicando que não há diferenças entre a atividade de HADH entre obesos e pessoas com peso normal quando os valores são ajustados pelo $VO_2máx$. Estudos posteriores com amostras maiores e análise enzimática em diversos músculos, ou até mesmo meta-análise, são bem-vindos para trazerem dados mais consistentes sobre este aspecto. Entretanto, a maior parte das evidências científicas dá apoio à hipótese de que a capacidade enzimática do músculo, seja ela determinada por fatores ambientais ou genéticos, tem papel basilar no desenvolvimento da obesidade e da resistência à insulina. Como o exercício é fator ambiental importante, que pode alterar expressivamente a atuação destas enzimas, é recomendável procurar atividades que potencializem estas adaptações.

De acordo com Billat (2001), o treinamento intervalado é mais eficiente em aumentar as taxas de oxidação de gordura do que o treinamento contínuo, apesar de se gastar menos energia no total, tendo em vista que as adaptações na beta oxidação são mais propensas a ocorrerem em atividades que exijam a utilização de energia em alta velocidade. Tais afirmativas foram corroboradas por diversos estudos, refletindo-se em aumento da atividade das enzimas referentes ao metabolismo oxidativo.

Nesse sentido, é verificado que as atividades mais intensas, especialmente os treinos intervalados, produzem as alterações mais favoráveis. Por exemplo, as atividades das enzimas hexoquinase (HK) PFK, dois importantes locais de regulação do metabolismo energético, são aumentadas pelos treinos intervalados intensos e podem ser deprimidas pelo treinamento contínuo (Tremblay et al., 1994; Hellsten et al., 1996; MacDougall et al., 1998).

Referente ao ciclo de Krebs, há evidências de que a atividade das enzimas malato-desidrogenase (MDH), sucinato desidrogenase (SDH) e CS são mais elevadas com treinos intervalados intensos (Tremblay et al., 1994; MacDougall et al., 1998; Rodas et al., 2000). Além disso, os treinos intervalados intensos parecem favorecer o aumento da atividade da enzima HADH, da beta-oxidação (Tremblay et al., 1994; MacDougall et al., 1998).

A influência destas alterações no controle ponderal ainda não está clara, mas há relações entre a atividade de algumas destas enzimas e a atividade basal da CPT-1 (Rasmussen & Winder, 1997; Berthon et al., 1998; Starritt et al., 2000).

Mudanças quantitativas no metabolismo pós-exercício

Após o exercício, os processos metabólicos não retornam imediatamente aos níveis anteriores. Um exemplo disso é que os níveis de consumo de oxigênio permanecem elevados após o término da atividade, em um fenômeno denominado consumo excessivo de oxigênio pós-exercício, comumente conhecido pela sigla em inglês EPOC (*excess postexercise oxygen consumption*). Esta elevação do consumo de oxigênio é proporcional à intensidade e à duração da atividade, sendo a intensidade o seu principal determinante (Bahr et al., 1987; Gore & Withers, 1990; Bahr & Sejersted, 1991; Yoshioka et al., 2001).

Supõe-se que o EPOC ocorra para "pagar a dívida" de oxigênio ocorrida no exercício, ou seja, a diferença entre o oxigênio necessário para realizar a atividade e o que o corpo consegue efetivamente captar. Em exercícios contínuos de baixa intensidade, este período é caracterizado por um espaço de tempo relativamente curto entre o início da atividade e o alcance do estado estável, portanto, a maior parte do EPOC se concentrará nos poucos segundos pós término da atividade. No entanto, em atividades extenuantes, como treinos intervalados de alta intensidade, a dívida de oxigênio será mais alta e as alterações metabólicas mais claras e expressivas, tornando o EPOC evidente por diversas horas.

Esta teoria tem feito com que diversos especialistas atribuam ao EPOC um importante posto no emagrecimento, reputando ao fenômeno papel de destaque como umas das explicações para a maior eficiência dos exercícios de alta intensidade. A despeito disso, a real significância quantitativa desta elevação para o emagrecimento é questionável (Withers et al., 1991).

Uma visão quantitativa do EPOC pode ser obtida de forma mais clara a partir de publicações da década de 1990. Em um dos estudos mais amplos sobre o tema, Gore & Withers (1990) compararam atividades variando de 20 minutos a 30% do VO$_2$máx até 80 minutos a 70% do VO$_2$máx, e o maior EPOC encontrado, medido nas 8 horas após a atividade, foi equivalente a 14,6 litros. No ano seguinte, Withers et al. (Withers et al.) relataram um EPOC de 32,4 litros de oxigênio após uma corrida de 35 km.

Em 1996, Treuth et al. (Treuth et al.) compararam os efeitos de dois protocolos de exercício com trabalhos equivalentes: 60 minutos a 50% do VO$_2$máx e 15 tiros de 2 minutos a 100% do VO$_2$máx, intercalados por 2 minutos de intervalo. As sessões de exercícios e as análises de metabolismo foram realizadas em uma sala fechada e especialmente desenhada para esta finalidade. Os resultados mostraram que o exercício intenso promovia um gasto energético nas duas horas após o término do exercício e durante 24 horas significativamente superiores ao treino de baixa intensidade, no entanto, os valores absolutos (21 e 95 kcal, respectivamente) aparentam ter pouca significância real.

Posteriormente, Laforgia et al. (1997) publicaram um estudo cujo objetivo foi examinar a diferença no EPOC nove horas após dois protocolos com trabalhos equivalentes: 1) corrida contínua (30 minutos a 70% do VO$_2$máx) e 2) corrida intervalada (20 tiros de 1 minuto a 105% do VO$_2$máx). De acordo com os resultados, o consumo de oxigênio nas nove horas após os treinos contínuo e intervalado foi de 163,8 e 171,8 litros, respectivamente, ambos significativamente maiores que os valores de 156,8 referentes ao repouso. As comparações entre os testes revelaram que o EPOC e o gasto excessivo de energia pós-exercício (GEEP) foram maiores para o treino intervalado. Quando expressos em valores relativos, o EPOC e o GEEP do exercício contínuo corresponderam a 7,1% e 6,6% do consumo total de oxigênio e do gasto energético total, respectivamente; para o treino intervalado, os valores correspondiam a 13,8% e 11,9%. Apesar do treinamento intenso mostrar elevações no gasto energético pós-exercício mais de 100% superiores ao contínuo, os valores expressos em termos absolutos são baixos (64 vs. 31,7 kcal) e o somatório desta discrepância em 9 horas correspondia somente a 32 kcal, algo que dificilmente teria relevância para a perda de gordura em curto prazo, muito menos se analisarmos a magnitude da diferença obtida por Tremblay et al. (1994).

De modo similar, Kiens & Richter (1998) analisaram o metabolismo após atividades intermitentes (estímulos a 90% e intervalos a 50% do VO2máx) realizadas até a fadiga e verificaram um aumento no consumo de oxigênio de 0,06 l/min e 0,04 l/min, respectivamente na quarta e sexta hora após o término do exercício, o que corresponderia a um gasto energético de apenas 18 e 12 kcal por hora.

Mudanças qualitativas no metabolismo pós-exercício

Apesar de o gasto energético ter pouca relevância em termos quantitativos, uma análise qualitativa pode trazer melhores respostas. Esta análise qualitativa é importante, pois diversos estudos indicam que uma taxa reduzida de oxidação de gordura pode ter papel importante no ganho de peso. Em um estudo transversal, por exemplo, Wade et al. (1990) sugerem que uma redução na oxidação de gordura pode contribuir para obesidade. Em outro estudo sobre o tema, Lean & James (1988) reportaram maiores quocientes respiratórios (QR) de 24 horas para pós-obesos comparados com obesos e com controles. Froidevaux et al., citados por Zurlo et al. (1990), reportaram que pessoas que não conseguiram manter o peso perdido possuíam maior QR de 24 horas do que pessoas que tiveram sucesso em manter o peso baixo.

Zurlo et al. (1990) estudaram o QR de 24 horas em 152 índios Pima. O metabolismo foi avaliado durante 24 horas em uma câmara fechada e todos os indivíduos foram alimentados com uma dieta padronizada. Mudanças anteriores na massa corporal, balanço energético de 24 horas, sexo e composição corporal respondiam por 18% das variações no QR. A análise em parentes revelou que os laços familiares correspondiam a 28% das variações no QR. Com relação ao ganho de peso, um acompanhamento posterior (+/- 25 meses) revelou que o QR estava associado ao ganho de peso e de gordura, independentemente do gasto energético, indivíduos com alto QR (percentil 90) possuíam 2,5 vezes mais risco de ganhar mais de 5 quilos de massa corporal em comparação com pessoas de baixo QR (percentil 10). Os autores também verificaram que mulheres apresentavam QR mais altos, indicando menor taxa de oxidação de gordura em comparação com homens, o que pode contribuir para diferenças na composição corporal.

Apesar das mudanças quantitativas no metabolismo não serem muito expressivas em função dos exercícios, há significativas diferenças entre atividades de distintas intensidades. Neste sentido, normalmente se verifica uma queda no quociente respiratório com elevação expressiva do metabolismo de gordura após atividades intensas e intermitentes (Melby et al., 1993; Laforgia et al., 1997; Kiens & Richter, 1998; Osterberg & Melby, 2000; Yoshioka et al., 2001). Aparentemente, a ressíntese de glicogênio e síntese de proteínas tem prioridade metabólica, ocorrendo à custa da degradação de lipídeos, conforme verificado por Tuominen et al. (1996), Kiens & Richter (1998) e Kimber et al. (2003).

Logo após um protocolo envolvendo esforços intermitentes destinados a depletar as reservas de glicogênio (tiros de 2 minutos a

90% do VO_2máx, com intervalos de dois minutos a 50% VO_2máx, repetidos até a exaustão), Kiens & Richter (1998) encontraram reduções expressivas no glicogênio muscular, mas nenhuma alteração nos triacilgliceróis intramusculares. Durante o período subsequente, houve progressiva recuperação das reservas de glicogênio com diminuição das reservas de gordura, as quais permaneciam baixas por 30 horas após a atividade (figuras 7), enquanto a elevação no EPOC só foi significativamente maior que o repouso até a medida feita 6 horas após o término da atividade.

No estudo publicado em 2003 por Kimber e colaboradores, os autores empregaram protocolos similares aos da pesquisa de Kiens & Richter (1998) em atletas de *endurance* e verificaram elevada contribuição da gordura no metabolismo de repouso após atividades intensas. Os resultados revelaram que, durante a recuperação, a gordura utilizada era proveniente principalmente da circulação (ácidos graxos do plasma e triacilgliceróis). O comportamento do QR traz dados interessantes. Na primeira hora pós-exercício, o QR se apresentou extremamente baixo (<0,70). Após a ingestão de uma refeição rica em carboidratos (uma a seis horas após a atividade), os níveis de glicose e insulina elevaram-se expressivamente, no entanto, o quociente respiratório permaneceu baixo (0,77-0,8) indicando uma predominância na oxidação de gordura mesmo na presença de níveis elevados de insulina. Ainda após um período de tempo mais longo, entre 6 e 18 horas após o exercício, as reservas de glicogênio continuaram a aumentar, enquanto o quociente respiratório permanecia baixo. Isso revela que a depleção de glicogênio, obtida por meio de atividades intensas, faz com que nosso corpo priorize a reposição desta reserva, e o combustível utilizado para isso são as reservas de gordura.

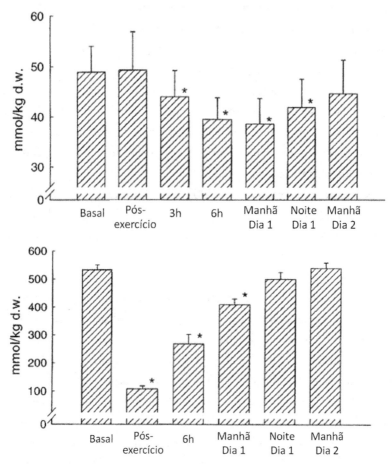

Figura 7 Concentrações de triacilgliceróis (E) e glicogênio (D) após o exercício intermitente. D0 = pré-exercício, imediatamente após exercício, 3, 6, 18 e 30 horas após o exercício (Kiens & Richter, 1998)

Enzimas envolvidas na síntese de ácidos graxos e lipídeos

A síntese de ácidos graxos e, consequentemente, o acúmulo de gorduras têm como principal ponto de regulação a formação de malonil-CoA a partir de acetil-CoA, em uma reação catalisada pela Acetil CoA carboxilase (ACC) (Vavvas et al., 1997; Marzzoco & Torres, 1999). Além de ativar a síntese de ácidos graxos, a malonil-

154

CoA inibe sua degradação por meio da inibição da carnitina acil transferase I (CAT-1), responsável por transportar os radicais acila para dentro dos mitocôndrias (Vavvas et al., 1997; Alam & Saggerson, 1998; Ruderman et al., 1999). Fatores externos, como contrações musculares e jejum, podem reduzir a expressão de malonil-CoA, o que se deve principalmente à diminuição na atividade da ACC (Winder & Hardie, 1996; Hutber et al., 1997; Vavvas et al., 1997) e maior ação da malonil CoA descarboxilase (MCD), uma enzima que degrada a malonil CoA (Park et al., 2002).

A atividade da malonil-CoA pode ter importante papel no metabolismo de repouso, tendo em vista que a inibição de ACC e a redução nos níveis de malonil-CoA resultam em maior oxidação de ácidos graxos sem alterar o consumo de oxigênio (Merrill et al., 1997), ou seja, mudanças na concentração e/ou atividade destas proteínas podem aumentar a degradação de gordura mesmo sem promover mudança no gasto energético em termos quantitativos.

A inibição da malonil CoA pela contração muscular supostamente ocorre de acordo com a seguinte sequência de eventos (Winder & Hardie, 1996; Rasmussen et al., 1998; Park et al., 2002):

- Aumento da concentração muscular de 5'-AMP;
- Ativação da AMPK pelo 5'-AMP;
- Redução da atividade de ACC e/ou aumento da atividade de MCD devido à fosforilação pela AMPK;
- Diminuição da malonil-CoA com queda na inibição da CAT-1 e aumento da oxidação de gorduras.

A intensidade e o tipo de exercício parecem ter papéis importantes na atividade e concentração da acetil-CoA caboxilase (ACC) e malonil CoA (Hutber et al., 1997; Rasmussen & Winder, 1997; Dean et al., 2000).

Com relação às alterações crônicas, Hutber et al. (1997) realizaram estudo para investigar se a queda na malonil CoA promovida pelo exercício é influenciada pelo estado de treinamento.

No trabalho, foram comparadas as respostas de malonil CoA e a cinética de ACC em ratos treinados e não treinados em *endurance* e se verificou que, ao contrário do que era esperado, a atividade de ACC era expressivamente maior em ratos treinados, levando a maiores concentrações de malonil CoA. Estes dados revelam que o treinamento de *endurance* tem efeito aparentemente favorecedor do acúmulo de gordura no tocante à atividade destas enzimas. Em seres humanos, os resultados crônicos do treinamento de *endurance* também mostraram efeito potencialmente negativo ao aumentar a sensibilidade da CAT-1 à malonil-CoA (Starritt et al., 2000). No entanto, é importante lembrar que os indivíduos treinados possuíam maior atividade da enzima CAT-1 mesmo com a menor sensibilidade, o que pode contrabalançar as repercussões negativas.

Em termos agudos, é verificada queda de atividade de ACC após o término das atividades físicas em geral, o que aumenta a degradação e inibe a síntese de gorduras, direcionado o metabolismo para o acúmulo de outros substratos, como os carboidratos (Rasmussen et al., 1998). Nesse aspecto, as atividades mais intensas parecem ser mais eficientes, como demonstram estudos em ratos (Rasmussen & Winder, 1997; Carlson & Winder, 1999) e em seres humanos (Dean et al., 2000).

Rasmussem & Winder (1997) compararam a resposta aguda da atividade da malonil-CoA e ACC após diferentes intensidades de exercício na esteira e verificaram interdependência entre a queda na atividade das enzimas e a intensidade do exercício, sendo as quedas mais expressivas para os exercícios mais intensos (figuras), o que, segundo os autores, pode estar associado a maior oxidação de gordura pós-exercício. Em 1999, Carlson & Winder não encontraram alteração na atividade de AMPK e ACC do fígado de ratos após 120 minutos de esteira a 16 m/min (~ 60-70% VO_2máx), no entanto, os efeitos foram significativos após 10 minutos a 32 m/min (~ 80-90% VO_2máx). Posteriormente, resultados similares foram encontrados em humanos por Dean et al. (2000), os quais identificaram quedas significativas na concentração de malonil-CoA para atividades a 85% e 100% do VO2máx, mas não a 60%.

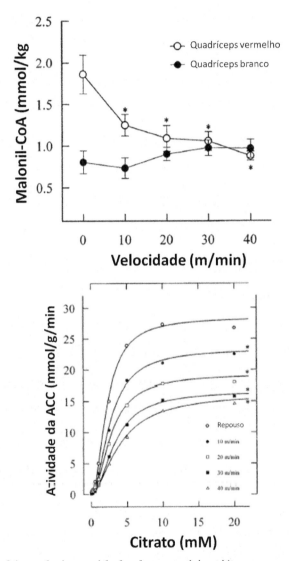

Figura 8: efeitos da intensidade do exercício: A) na concentração da malonil-CoA na parte vermelha e branca do quadríceps. B) na atividade de ACC do quadríceps vermelho em diferentes concentrações de citrato (Rasmussen & Winder, 1997)

Assim, apesar de não haver uma conclusão precisa sobre o tema, é possível que alterações na atividade da ACC e concentração da malonil CoA sejam importantes para o entendimento do emagrecimento promovido pela atividade física, conforme sugerem outros autores (Ruderman et al., 1997; Saha et al., 1997; Ruderman et al., 1999). Nesta perspectiva, o treinamento de *endurance* parece ter efeitos negativos a longo prazo; a curto prazo os efeitos parecem ser dependentes da intensidade, mostrando-se mais favoráveis com atividades intensas.

Em um estudo de 16 semanas, Tjonna *et al.* (2008) verificaram que o treino intervalado (4 minutos a 90% por 3 minutos de intervalo a 70% da FCmáx) reduziu o conteúdo da proteína transportadora de ácido graxo e de ácido graxo sintase, enquanto 47 minutos de exercício a 70% da FCmáx não produziram alterações nesse sentido.

Proteína desacopladora da fosforilação (UCP-3 – *Uncoupling phosphorilation protein* 3)

A fosforilação pode ser definida como a síntese de ATP a partir do ADP dirigida pelo fluxo de elétrons de um substrato reduzido para o oxigênio. Nas células vivas, o ATP é continuamente ressintetizado a partir do ADP por meio do metabolismo de substratos como gorduras, carboidratos e proteínas, que resulta na produção de $FADH_2$ e NADH e H^+. Em seguida, estas enzimas são oxidadas a NAD^+, FAD na cadeia de transporte de elétrons. De acordo com a hipótese de Paul Mitchell, os prótons são transportados até o lado citosólico da membrana mitocondrial por meio de uma serie de reações (Ricquier & Bouillaud, 2000a, b; Schrauwen & Hesselink, 2003). Assim, um gradiente de prótons ao longo da membrana mitocondrial e gerado, levando os prótons a retornarem através da membrana interna do mitocôndria.

Destas reações surge o conceito de acoplamento, que seria o equilíbrio entre a energia produzida no movimento dos prótons e a energia armazenada no ATP. Caso houvesse um acoplamento perfeito, a energia gerada seria totalmente usada pela ATPase para converter ADP em ATP (Ricquier & Bouillaud, 2000a, b; Schrauwen & Hesselink, 2003). No entanto, o acoplamento entre respiração celular e síntese de ATP é imperfeito e muita desta energia é perdida como calor.

Tal perda de eficiência está relacionada à ação de proteínas desacopladoras da fosforilação, mais conhecidas pela sigla UCPs (*uncouplin proteins*). Este desacoplamento leva à ativação da oxidação de substratos e dissipação da energia como calor, o que pode ser importante para o controle de radicais livres, balanço energético e controle ponderal (Ricquier & Bouillaud, 2000a, b; Schrauwen & Hesselink, 2003).

Ao contrário do tecido adiposo branco, a gordura marrom é altamente vascularizada, possui alto número de mitocôndrias e inúmeros tecidos amielinizados que providenciam estímulos simpáticos aos adipócitos. Além disso, suas células apresentam a "*mitochondrial uncoupling protein*" (UCP1), que confere ao seu mitocôndria a habilidade de inibir a fosforilação oxidativa, atuando diretamente na cadeia de transporte de elétrons. Desse modo, quando o grupo fosfato é separado, a energia não é transmitida para a cadeia de transporte de elétrons, onde produziria ATP, e sim liberada como calor, em um fenômeno conhecido como vazamento de prótons. Resumindo, esta enzima faz o organismo produzir calor ao invés de armazenar energia.

Ao descobrir estas propriedades da gordura marrom, sugeriu-se que ela tivesse importante papel no metabolismo humano. Porém, esse tecido corresponde somente a cerca de 5-10% do tecido adiposo de adultos, estando localizado principalmente em volta do pescoço, ombros, coluna, órgãos importantes e vasos sanguíneos. Em humanos, a gordura marrom é mais presente nos recém-nascidos, nos quais chega a ser responsável por 5% do peso total, diminuindo com o passar do tempo até virtualmente desaparecer.

Relatos dos anos 1990 mostraram que o fenômeno do vazamento de prótons também ocorre em outros tecidos além da gordura marrom e pode contribuir para cerca de 50% da produção de calor pelo músculo em repouso, o que levou à busca de UCPs no músculo esquelético. Em 1997, pesquisadores da Millenium Pharmaceuticals (Gimeno et al., 1997) e da UC Davis, Duke University Medical Center e Centre National de la Recherche Scientifique (Fleury et al., 1997) anunciaram, em trabalhos diferentes, a descoberta de uma proteína homóloga à UCP em humanos.

A proteína que atua no desacoplamento da fosforilação do músculo esquelético de seres humanos é a UCP-3, a qual tem provável efeito na termogênese e na regulação do metabolismo de lipídeos (Gong et al., 1997; Boss et al., 1998; Jaburek et al., 1999; Zhou et al., 2000). No músculo esquelético, o aumento na expressão desta enzima leva a um favorecimento da oxidação de lipídeos, poupando glicose (Argyropoulos et al., 1998; Dulloo & Samec, 2000). Para alguns autores, o papel da UCP-3 no metabolismo de lipídeos provavelmente é tão ou mais importante que sua atuação na termogênese (Argyropoulos et al., 1998).

Fatores como hipóxia e atividade física aumentam de forma aguda a expressão de UCP-3 no músculo esquelético (Cortright et al., 1999; Zhou et al., 2000). Com relação aos exercícios físicos, há evidências de que o efeito agudo seja mediado pela depleção das reservas de glicogênio (Pilegaard et al., 2002), o que pode indicar que atividades de alta intensidade sejam superiores às de intensidade baixa em aumentar a expressão dessa enzima.

Em termos crônicos, o exercício parece exercer efeito negativo na expressão de UCP. O treinamento de *endurance* realizado de forma contínua em baixa intensidade reduz a quantidade de RNAm para UCP-3 em até 76% e a quantidade de proteína em 46%, produzindo também reduções na expressão de UCP-2 (Boss et al., 1998; Schrauwen et al., 2001; Russell et al., 2002; Russell et al., 2003). Em pesquisa transversal, Schrauwen et al. (1999a) compararam a expressão de UCP3 em indivíduos não treinados a de atletas de *endurance* e verificaram que estes últimos possuíam menor quantidade de RNAm de UCP3. Tais alterações parecem estar relacionadas a maior eficiência metabólica, o que significa menor gasto energético (Schrauwen et al., 1999b; Schrauwen et al., 2002; Schrauwen & Hesselink, 2003).

Resultados controversos foram encontrados em atividades intensas. Tonkonogi et al. (2000) utilizaram um protocolo com 30 minutos de exercícios em cicloergometros seguidos por cinco tiros de dois minutos a 100% do VO_2 de pico, intercalados com quatro minutos a 50% do VO_2 de pico e não encontraram alterações na expressão de UCP3. Entretanto, foi detectada maior sensibilidade à ação da UCP3, indicando aumento da taxa metabólica basal.

Posteriormente, Russell et al. (2003) encontraram resultados diferentes do grupo de Tonkonogi. Os autores compararam o efeito de treinos de diferentes intensidades na regulação da UCP3 em humanos. Um grupo treinava em intensidade mais baixa, usando treinos intervalados (5-6 tiros de 1-3 min a 70-80% $VO_2máx$ c/ intervalo de 1 minuto a 50% $VO_2máx$) e contínuos (40 min a 60%$VO_2máx$). O outro grupo realizava treinos de *sprint* (4-6 séries de 4-8 repetições de 40-80 metros entre 90 e 100% da velocidade máxima, com intervalo de 4-6 minutos entre as séries). Os resultados mostraram redução no RNAm da UCP3 de 65 e 50% e a queda no conteúdo protéico de UCP3 foi de 30 e 27% para os grupos de alta e baixa intensidade, respectivamente, sem diferenças entre ambos.

Com base nestes dados, é possível concluir que a exposição crônica ao treinamento parece induzir alterações nas UCPs como forma de defesa, direcionando o metabolismo para produzir menos energia, independentemente da intensidade do treinamento.

Mudanças no comportamento alimentar

Para Tremblay et al. (1990), a supressão do apetite parece estar relacionada à intensidade da atividade física e poderia explicar a maior eficiência de atividades intensas. Neste aspecto, estudos anteriores mostraram que exercícios aeróbios de baixa intensidade são inócuos na redução do apetite (Woo, 1985; Suzuki et al., 1998;

Donnelly et al., 2003). Ao compararem os efeitos de exercícios de baixa (+/-132 bpm) e alta intensidade (+/-163 bpm) na composição corporal e ingestão calórica de mulheres sedentárias, Bryner et al. (1997) verificaram que apenas o exercício intenso promovia reduções no percentual de gordura e diminuição da ingestão de gorduras saturadas e colesterol.

Todavia, apesar de evidências em favor dos exercícios de alta intensidade, há estudos mostrando que o efeito supressor do exercício no apetite pode depender de outros fatores, como sexo, percentual de gordura e índice de massa corporal (Durrant et al., 1982; Pi-Sunyer & Woo, 1985; Woo & Pi-Sunyer, 1985; Keim et al., 1990; Westerterp, 1998).

A ocorrência de mudanças no comportamento alimentar em virtude das atividades físicas vem sendo amplamente questionada. Em revisão sobre o tema, Blundell & King (1999) sugerem que não há relação estreita entre o comportamento alimentar, o comportamento motor e o metabolismo. Neste estudo, das pesquisas revisadas, 19% reportaram aumento da ingestão energética em função do exercício, 65% não relataram mudanças e 16% mostraram diminuição no apetite (Blundell & King, 1999). As mudanças qualitativas na ingestão de alimentos ainda não estão cristalinas. Uma revisão de Tremblay & Drapeau (1999) concluiu não ser possível estabelecer um consenso sobre o impacto da atividade física na seleção de macronutrientes. Deste modo, podemos concluir que, até o momento, o papel do exercício na ingestão alimentar ainda não pode ser definido com clareza.

Referências bibliográficas

Achten J, Gleeson M & Jeukendrup AE. (2002). Determination of the exercise intensity that elicits maximal fat oxidation. *Med Sci Sports Exerc* **34**, 92-97.

Alam N & Saggerson ED. (1998). Malonyl-CoA and the regulation of fatty acid oxidation in soleus muscle. *Biochem J* **334 (Pt 1),** 233-241.

Amatruda JM, Statt MC & Welle SL. (1993). Total and resting energy expenditure in obese women reduced to ideal body weight. *J Clin Invest* **92,** 1236-1242.

Antunes H, Santos R, Boscolo R, Bueno O & Mello M. (2005). Análise de taxa metabólica basal e composição corporal de idosos do sexo masculino antes e seis meses após exercícios de resistência. *Revi Bras Med do Esporte* **10,** 71-75.

Argyropoulos G, Brown AM, Willi SM, Zhu J, He Y, Reitman M, Gevao SM, Spruill I & Garvey WT. (1998). Effects of mutations in the human uncoupling protein 3 gene on the respiratory quotient and fat oxidation in severe obesity and type 2 diabetes. *J Clin Invest* **102,** 1345-1351.

Astrup A, Buemann B, Christensen NJ & Toubro S. (1994). Failure to increase lipid oxidation in response to increasing dietary fat content in formerly obese women. *Am J Physiol* **266,** E592-599.

Astrup A, Buemann B, Toubro S, Ranneries C & Raben A. (1996). Low resting metabolic rate in subjects predisposed to obesity: a role for thyroid status. *Am J Clin Nutr* **63,** 879-883.

Astrup A, Gotzsche PC, van de Werken K, Ranneries C, Toubro S, Raben A & Buemann B. (1999). Meta-analysis of resting metabolic rate in formerly obese subjects. *Am J Clin Nutr* **69**, 1117-1122.

Bahr R, Ingnes I, Vaage O, Sejersted OM & Newsholme EA. (1987). Effect of duration of exercise on excess postexercise O2 consumption. *J Appl Physiol* **62**, 485-490.

Bahr R & Sejersted OM. (1991). Effect of intensity of exercise on excess postexercise O2 consumption. *Metabolism* **40**, 836-841.

Ballor DL & Poehlman ET. (1992). Resting metabolic rate and coronary-heart-disease risk factors in aerobically and resistance-trained women. *Am J Clin Nutr* **56**, 968-974.

Berthon PM, Howlett RA, Heigenhauser GJ & Spriet LL. (1998). Human skeletal muscle carnitine palmitoyltransferase I activity determined in isolated intact mitochondria. *J Appl Physiol* **85**, 148-153.

Billat LV. (2001). Interval training for performance: a scientific and empirical practice. Special recommendations for middle- and long-distance running. Part I: aerobic interval training. *Sports Med* **31**, 13-31.

Blundell JE & King NA. (1999). Physical activity and regulation of food intake: current evidence. *Med Sci Sports Exerc* **31**, S573-583.

Boss O, Samec S, Desplanches D, Mayet MH, Seydoux J, Muzzin P & Giacobino JP. (1998). Effect of endurance training on mRNA expression of uncoupling proteins 1, 2, and 3 in the rat. *Faseb J* **12**, 335-339.

Bryner RW, Toffle RC, Ullrich IH & Yeater RA. (1997). The effects of exercise intensity on body composition, weight loss, and dietary composition in women. *J Am Coll Nutr* **16,** 68-73.

Bukkens SG, McNeill G, Smith JS & Morrison DC. (1991). Postprandial thermogenesis in post-obese women and weight-matched controls. *Int J Obes* **15,** 147-154.

Calles-Escandon J & Driscoll P. (1994). Free fatty acid metabolism in aerobically fit individuals. *J Appl Physiol* **77,** 2374-2379.

Carlson CL & Winder WW. (1999). Liver AMP-activated protein kinase and acetyl-CoA carboxylase during and after exercise. *J Appl Physiol* **86,** 669-674.

Colberg SR, Simoneau JA, Thaete FL & Kelley DE. (1995). Skeletal muscle utilization of free fatty acids in women with visceral obesity. *J Clin Invest* **95,** 1846-1853.

Cortright RN, Zheng D, Jones JP, Fluckey JD, DiCarlo SE, Grujic D, Lowell BB & Dohm GL. (1999). Regulation of skeletal muscle UCP-2 and UCP-3 gene expression by exercise and denervation. *Am J Physiol* **276,** E217-221.

de Peuter R, Withers RT, Brinkman M, Tomas FM & Clark DG. (1992). No differences in rates of energy expenditure between post-obese women and their matched, lean controls. *Int J Obes Relat Metab Disord* **16,** 801-808.

Dean D, Daugaard JR, Young ME, Saha A, Vavvas D, Asp S, Kiens B, Kim KH, Witters L, Richter EA & Ruderman N. (2000). Exercise diminishes the activity of acetyl-CoA carboxylase in human muscle. *Diabetes* **49,** 1295-1300.

Dionne I, Almeras N, Bouchard C & Tremblay A. (2000). The association between vigorous physical activities and fat deposition in male adolescents. *Med Sci Sports Exerc* **32,** 392-395.

Donnelly JE, Kirk EP, Jacobsen DJ, Hill JO, Sullivan DK & Johnson SL. (2003). Effects of 16 mo of verified, supervised aerobic exercise on macronutrient intake in overweight men and women: the Midwest Exercise Trial. *Am J Clin Nutr* **78,** 950-956.

Doucet E, Tremblay A, Simoneau JA & Joanisse DR. (2003). Skeletal muscle enzymes as predictors of 24-h energy metabolism in reduced-obese persons. *Am J Clin Nutr* **78,** 430-435.

Dulloo AG & Samec S. (2000). Uncoupling Proteins: Do They Have a Role in Body Weight Regulation? *News Physiol Sci* **15,** 313-318.

Durrant ML, Royston JP & Wloch RT. (1982). Effect of exercise on energy intake and eating patterns in lean and obese humans. *Physiol Behav* **29,** 449-454.

Fleck SJ. (1983). Body composition of elite American athletes. *Am J Sports Med* **11,** 398-403.

Fleury C, Neverova M, Collins S, Raimbault S, Champigny O, Levi-Meyrueis C, Bouillaud F, Seldin MF, Surwit RS, Ricquier D & Warden CH. (1997). Uncoupling protein-2: a novel gene linked to obesity and hyperinsulinemia. *Nat Genet* **15,** 269-272.

Gimeno RE, Dembski M, Weng X, Deng N, Shyjan AW, Gimeno CJ, Iris F, Ellis SJ, Woolf EA & Tartaglia LA. (1997). Cloning and characterization of an uncoupling protein homolog: a potential molecular mediator of human thermogenesis. *Diabetes* **46,** 900-906.

Gong DW, He Y, Karas M & Reitman M. (1997). Uncoupling protein-3 is a mediator of thermogenesis regulated by thyroid hormone, beta3-adrenergic agonists, and leptin. *J Biol Chem* **272,** 24129-24132.

Gore CJ & Withers RT. (1990). Effect of exercise intensity and duration on postexercise metabolism. *J Appl Physiol* **68,** 2362-2368.

Griffiths M, Payne PR, Stunkard AJ, Rivers JP & Cox M. (1990). Metabolic rate and physical development in children at risk of obesity. *Lancet* **336,** 76-78.

Grund A, Krause H, Kraus M, Siewers M, Rieckert H & Muller MJ. (2001). Association between different attributes of physical activity and fat mass in untrained, endurance- and resistance-trained men. *Eur J Appl Physiol* **84,** 310-320.

Gutin B, Barbeau P, Owens S, Lemmon CR, Bauman M, Allison J, Kang HS & Litaker MS. (2002). Effects of exercise intensity on cardiovascular fitness, total body composition, and visceral adiposity of obese adolescents. *Am J Clin Nutr* **75,** 818-826.

Hellsten Y, Apple FS & Sjodin B. (1996). Effect of sprint cycle training on activities of antioxidant enzymes in human skeletal muscle. *J Appl Physiol* **81,** 1484-1487.

Hickey MS, Weidner MD, Gavigan KE, Zheng D, Tyndall GL & Houmard JA. (1995). The insulin action-fiber type relationship in humans is muscle group specific. *Am J Physiol* **269,** E150-154.

Hutber CA, Rasmussen BB & Winder WW. (1997). Endurance training attenuates the decrease in skeletal muscle malonyl-CoA with exercise. *J Appl Physiol* **83,** 1917-1922.

Jaburek M, Varecha M, Gimeno RE, Dembski M, Jezek P, Zhang M, Burn P, Tartaglia LA & Garlid KD. (1999). Transport function and regulation of mitochondrial uncoupling proteins 2 and 3. *J Biol Chem* **274**, 26003-26007.

Jakicic JM, Clark K, Coleman E, Donnelly JE, Foreyt J, Melanson E, Volek J & Volpe SL. (2001). American College of Sports Medicine position stand. Appropriate intervention strategies for weight loss and prevention of weight regain for adults. *Med Sci Sports Exerc* **33**, 2145-2156.

Keating SE, Machan EA, O'Connor HT, Gerofi JA, Sainsbury A, Caterson ID & Johnson NA. (2014). Continuous exercise but not high intensity interval training improves fat distribution in overweight adults. *J Obes* **2014**, 834865.

Keim NL, Barbieri TF & Belko AZ. (1990). The effect of exercise on energy intake and body composition in overweight women. *Int J Obes* **14**, 335-346.

Kelley DE, Goodpaster B, Wing RR & Simoneau JA. (1999). Skeletal muscle fatty acid metabolism in association with insulin resistance, obesity, and weight loss. *Am J Physiol* **277**, E1130-1141.

Kiens B & Richter EA. (1998). Utilization of skeletal muscle triacylglycerol during postexercise recovery in humans. *Am J Physiol* **275**, E332-337.

Kimber NE, Heigenhauser GJ, Spriet LL & Dyck DJ. (2003). Skeletal muscle fat and carbohydrate metabolism during recovery from glycogen-depleting exercise in humans. *J Physiol* **548**, 919-927.

Kriketos AD, Pan DA, Lillioja S, Cooney GJ, Baur LA, Milner MR, Sutton JR, Jenkins AB, Bogardus C & Storlien LH. (1996).

Interrelationships between muscle morphology, insulin action, and adiposity. *Am J Physiol* **270,** R1332-1339.

Kriketos AD, Sharp TA, Seagle HM, Peters JC & Hill JO. (2000). Effects of aerobic fitness on fat oxidation and body fatness. *Med Sci Sports Exerc* **32,** 805-811.

Laforgia J, Withers RT, Shipp NJ & Gore CJ. (1997). Comparison of energy expenditure elevations after submaximal and supramaximal running. *J Appl Physiol* **82,** 661-666.

Larson DE, Ferraro RT, Robertson DS & Ravussin E. (1995). Energy metabolism in weight-stable postobese individuals. *Am J Clin Nutr* **62,** 735-739.

Lean ME & James WP. (1988). Metabolic effects of isoenergetic nutrient exchange over 24 hours in relation to obesity in women. *Int J Obes* **12,** 15-27.

LeBlanc J, Diamond P, Cote J & Labrie A. (1984a). Hormonal factors in reduced postprandial heat production of exercise-trained subjects. *J Appl Physiol* **56,** 772-776.

Leblanc J, Dussault J, Lupien D & Richard D. (1982). Effect of diet and exercise on norepinephrine-induced thermogenesis in male and female rats. *J Appl Physiol* **52,** 556-561.

LeBlanc J, Mercier P & Samson P. (1984b). Diet-induced thermogenesis with relation to training state in female subjects. *Can J Physiol Pharmacol* **62,** 334-337.

Leibel RL, Rosenbaum M & Hirsch J. (1995). Changes in energy expenditure resulting from altered body weight. *N Engl J Med* **332,** 621-628.

MacDougall JD, Hicks AL, MacDonald JR, McKelvie RS, Green HJ & Smith KM. (1998). Muscle performance and enzymatic adaptations to sprint interval training. *J Appl Physiol* **84,** 2138-2142.

Macpherson RE, Hazell TJ, Olver TD, Paterson DH & Lemon PW. (2011). Run sprint interval training improves aerobic performance but not maximal cardiac output. *Med Sci Sports Exerc* **43,** 115-122.

Malina RM, Mueller WH, Bouchard C, Shoup RF & Lariviere G. (1982). Fatness and fat patterning among athletes at the Montreal Olympic Games, 1976. *Med Sci Sports Exerc* **14,** 445-452.

Marzzoco A & Torres B. (1999). *Bioquímica Básica.* Guanabara Koogan, Rio de Janeiro.

Melby C, Scholl C, Edwards G & Bullough R. (1993). Effect of acute resistance exercise on postexercise energy expenditure and resting metabolic rate. *J Appl Physiol* **75,** 1847-1853.

Merrill GF, Kurth EJ, Hardie DG & Winder WW. (1997). AICA riboside increases AMP-activated protein kinase, fatty acid oxidation, and glucose uptake in rat muscle. *Am J Physiol* **273,** E1107-1112.

Nelson KM, Weinsier RL, James LD, Darnell B, Hunter G & Long CL. (1992). Effect of weight reduction on resting energy expenditure, substrate utilization, and the thermic effect of food in moderately obese women. *Am J Clin Nutr* **55,** 924-933.

Osterberg KL & Melby CL. (2000). Effect of acute resistance exercise on postexercise oxygen consumption and resting metabolic rate in young women. *Int J Sport Nutr Exerc Metab* **10,** 71-81.

Park H, Kaushik VK, Constant S, Prentki M, Przybytkowski E, Ruderman NB & Saha AK. (2002). Coordinate regulation of malonyl-CoA decarboxylase, sn-glycerol-3-phosphate acyltransferase, and acetyl-CoA carboxylase by AMP-activated protein kinase in rat tissues in response to exercise. *J Biol Chem* **277,** 32571-32577.

Phinney SD, LaGrange BM, O'Connell M & Danforth E, Jr. (1988). Effects of aerobic exercise on energy expenditure and nitrogen balance during very low calorie dieting. *Metabolism* **37,** 758-765.

Pi-Sunyer FX & Woo R. (1985). Effect of exercise on food intake in human subjects. *Am J Clin Nutr* **42,** 983-990.

Pilegaard H, Keller C, Steensberg A, Helge JW, Pedersen BK, Saltin B & Neufer PD. (2002). Influence of pre-exercise muscle glycogen content on exercise-induced transcriptional regulation of metabolic genes. *J Physiol* **541,** 261-271.

Pipes TV. (1977). Body composition characteristics of male and female track and field athletes. *Res Q* **48,** 244-247.

Poehlman ET & Danforth E, Jr. (1991). Endurance training increases metabolic rate and norepinephrine appearance rate in older individuals. *Am J Physiol* **261,** E233-239.

Raben A, Andersen HB, Christensen NJ, Madsen J, Holst JJ & Astrup A. (1994). Evidence for an abnormal postprandial response to a high-fat meal in women predisposed to obesity. *Am J Physiol* **267,** E549-559.

Raben A, Mygind E & Astrup A. (1998). Lower activity of oxidative key enzymes and smaller fiber areas in skeletal muscle of postobese women. *Am J Physiol* **275,** E487-494.

Racil G, Ben Ounis O, Hammouda O, Kallel A, Zouhal H, Chamari K & Amri M. (2013). Effects of high vs. moderate exercise intensity during interval training on lipids and adiponectin levels in obese young females. *Eur J Appl Physiol* **113,** 2531-2540.

Rasmussen BB, Hancock CR & Winder WW. (1998). Postexercise recovery of skeletal muscle malonyl-CoA, acetyl-CoA carboxylase, and AMP-activated protein kinase. *J Appl Physiol* **85,** 1629-1634.

Rasmussen BB & Winder WW. (1997). Effect of exercise intensity on skeletal muscle malonyl-CoA and acetyl-CoA carboxylase. *J Appl Physiol* **83,** 1104-1109.

Ricquier D & Bouillaud F. (2000a). Mitochondrial uncoupling proteins: from mitochondria to the regulation of energy balance. *J Physiol* **529 Pt 1,** 3-10.

Ricquier D & Bouillaud F. (2000b). The uncoupling protein homologues: UCP1, UCP2, UCP3, StUCP and AtUCP. *Biochem J* **345 Pt 2,** 161-179.

Rodas G, Ventura JL, Cadefau JA, Cusso R & Parra J. (2000). A short training programme for the rapid improvement of both aerobic and anaerobic metabolism. *Eur J Appl Physiol* **82,** 480-486.

Rosenbaum M, Hirsch J, Murphy E & Leibel RL. (2000). Effects of changes in body weight on carbohydrate metabolism, catecholamine excretion, and thyroid function. *Am J Clin Nutr* **71,** 1421-1432.

Roy HJ, Lovejoy JC, Keenan MJ, Bray GA, Windhauser MM & Wilson JK. (1998). Substrate oxidation and energy expenditure in athletes and nonathletes consuming isoenergetic high- and low-fat diets. *Am J Clin Nutr* **67,** 405-411.

Ruderman NB, Saha AK, Vavvas D, Heydrick SJ & Kurowski TG. (1997). Lipid abnormalities in muscle of insulin-resistant rodents. The malonyl CoA hypothesis. *Ann N Y Acad Sci* **827,** 221-230.

Ruderman NB, Saha AK, Vavvas D & Witters LA. (1999). Malonyl-CoA, fuel sensing, and insulin resistance. *Am J Physiol* **276,** E1-E18.

Russell A, Wadley G, Snow R, Giacobino JP, Muzzin P, Garnham A & Cameron-Smith D. (2002). Slow component of [V]O(2) kinetics: the effect of training status, fibre type, UCP3 mRNA and citrate synthase activity. *Int J Obes Relat Metab Disord* **26,** 157-164.

Russell AP, Somm E, Praz M, Crettenand A, Hartley O, Melotti A, Giacobino JP, Muzzin P, Gobelet C & Deriaz O. (2003). UCP3 protein regulation in human skeletal muscle fibre types I, IIa and IIx is dependent on exercise intensity. *J Physiol* **550,** 855-861.

Saha AK, Vavvas D, Kurowski TG, Apazidis A, Witters LA, Shafrir E & Ruderman NB. (1997). Malonyl-CoA regulation in skeletal muscle: its link to cell citrate and the glucose-fatty acid cycle. *Am J Physiol* **272,** E641-648.

Schrauwen P & Hesselink M. (2003). Uncoupling protein 3 and physical activity: the role of uncoupling protein 3 in energy metabolism revisited. *Proc Nutr Soc* **62,** 635-643.

Schrauwen P, Saris WH & Hesselink MK. (2001). An alternative function for human uncoupling protein 3: protection of mitochondria against accumulation of nonesterified fatty acids inside the mitochondrial matrix. *Faseb J* **15,** 2497-2502.

Schrauwen P, Troost FJ, Xia J, Ravussin E & Saris WH. (1999a). Skeletal muscle UCP2 and UCP3 expression in trained and untrained male subjects. *Int J Obes Relat Metab Disord* **23,** 966-972.

Schrauwen P, van Aggel-Leijssen DP, Hul G, Wagenmakers AJ, Vidal H, Saris WH & van Baak MA. (2002). The effect of a 3-month low-intensity endurance training program on fat oxidation and acetyl-CoA carboxylase-2 expression. *Diabetes* **51,** 2220-2226.

Schrauwen P, Xia J, Bogardus C, Pratley RE & Ravussin E. (1999b). Skeletal muscle uncoupling protein 3 expression is a determinant of energy expenditure in Pima Indians. *Diabetes* **48,** 146-149.

Shing CM, Webb JJ, Driller MW, Williams AD & Fell JW. (2013). Circulating adiponectin concentration and body composition are altered in response to high-intensity interval training. *J Strength Cond Res* **27,** 2213-2218.

Simoneau JA & Bouchard C. (1995). Skeletal muscle metabolism and body fat content in men and women. *Obes Res* **3,** 23-29.

Simoneau JA, Colberg SR, Thaete FL & Kelley DE. (1995). Skeletal muscle glycolytic and oxidative enzyme capacities are determinants of insulin sensitivity and muscle composition in obese women. *Faseb J* **9,** 273-278.

Simoneau JA & Kelley DE. (1997). Altered glycolytic and oxidative capacities of skeletal muscle contribute to insulin resistance in NIDDM. *J Appl Physiol* **83,** 166-171.

Simoneau JA, Veerkamp JH, Turcotte LP & Kelley DE. (1999). Markers of capacity to utilize fatty acids in human skeletal muscle: relation to insulin resistance and obesity and effects of weight loss. *Faseb J* **13,** 2051-2060.

Sjodin AM, Forslund AH, Westerterp KR, Andersson AB, Forslund JM & Hambraeus LM. (1996). The influence of physical activity on BMR. *Med Sci Sports Exerc* **28**, 85-91.

Starritt EC, Howlett RA, Heigenhauser GJ & Spriet LL. (2000). Sensitivity of CPT I to malonyl-CoA in trained and untrained human skeletal muscle. *Am J Physiol Endocrinol Metab* **278**, E462-468.

Sun G, Ukkola O, Rankinen T, Joanisse DR & Bouchard C. (2002). Skeletal muscle characteristics predict body fat gain in response to overfeeding in never-obese young men. *Metabolism* **51**, 451-456.

Suzuki S, Urata G, Ishida Y, Kanehisa H & Yamamura M. (1998). Influences of low intensity exercise on body composition, food intake and aerobic power of sedentary young females. *Appl Human Sci* **17**, 259-266.

Tabata I, Nishimura K, Kouzaki M, Hirai Y, Ogita F, Miyachi M & Yamamoto K. (1996). Effects of moderate-intensity endurance and high-intensity intermittent training on anaerobic capacity and VO2max. *Med Sci Sports Exerc* **28**, 1327-1330.

Tjonna AE, Lee SJ, Rognmo O, Stolen TO, Bye A, Haram PM, Loennechen JP, Al-Share QY, Skogvoll E, Slordahl SA, Kemi OJ, Najjar SM & Wisloff U. (2008). Aerobic interval training versus continuous moderate exercise as a treatment for the metabolic syndrome: a pilot study. *Circulation* **118**, 346-354.

Tonkonogi M, Krook A, Walsh B & Sahlin K. (2000). Endurance training increases stimulation of uncoupling of skeletal muscle mitochondria in humans by non-esterified fatty acids: an uncoupling-protein-mediated effect? *Biochem J* **351 Pt 3**, 805-810.

Trapp EG, Chisholm DJ, Freund J & Boutcher SH. (2008). The effects of high-intensity intermittent exercise training on fat loss and fasting insulin levels of young women. *Int J Obes (Lond)* **32,** 684-691.

Tremblay A, Cote J & LeBlanc J. (1983). Diminished dietary thermogenesis in exercise-trained human subjects. *Eur J Appl Physiol Occup Physiol* **52,** 1-4.

Tremblay A, Despres JP, Leblanc C, Craig CL, Ferris B, Stephens T & Bouchard C. (1990). Effect of intensity of physical activity on body fatness and fat distribution. *Am J Clin Nutr* **51,** 153-157.

Tremblay A & Drapeau V. (1999). Physical activity and preference for selected macronutrients. *Med Sci Sports Exerc* **31,** S584-589.

Tremblay A, Fontaine E, Poehlman ET, Mitchell D, Perron L & Bouchard C. (1986). The effect of exercise-training on resting metabolic rate in lean and moderately obese individuals. *Int J Obes* **10,** 511-517.

Tremblay A, Poehlman ET, Despres JP, Theriault G, Danforth E & Bouchard C. (1997). Endurance training with constant energy intake in identical twins: changes over time in energy expenditure and related hormones. *Metabolism* **46,** 499-503.

Tremblay A, Simoneau JA & Bouchard C. (1994). Impact of exercise intensity on body fatness and skeletal muscle metabolism. *Metabolism* **43,** 814-818.

Treuth MS, Hunter GR & Williams M. (1996). Effects of exercise intensity on 24-h energy expenditure and substrate oxidation. *Med Sci Sports Exerc* **28,** 1138-1143.

Tuominen JA, Ebeling P, Bourey R, Koranyi L, Lamminen A, Rapola J, Sane T, Vuorinen-Markkola H & Koivisto VA. (1996). Postmarathon paradox: insulin resistance in the face of glycogen depletion. *Am J Physiol* **270**, E336-343.

van Aggel-Leijssen DP, Saris WH, Hul GB & van Baak MA. (2001). Short-term effects of weight loss with or without low-intensity exercise training on fat metabolism in obese men. *Am J Clin Nutr* **73**, 523-531.

van Aggel-Leijssen DP, Saris WH, Wagenmakers AJ, Senden JM & van Baak MA. (2002). Effect of exercise training at different intensities on fat metabolism of obese men. *J Appl Physiol* **92**, 1300-1309.

Vavvas D, Apazidis A, Saha AK, Gamble J, Patel A, Kemp BE, Witters LA & Ruderman NB. (1997). Contraction-induced changes in acetyl-CoA carboxylase and 5'-AMP-activated kinase in skeletal muscle. *J Biol Chem* **272**, 13255-13261.

Venables MC, Achten J & Jeukendrup AE. (2005). Determinants of fat oxidation during exercise in healthy men and women: a cross-sectional study. *J Appl Physiol* **98**, 160-167.

Wade AJ, Marbut MM & Round JM. (1990). Muscle fibre type and aetiology of obesity. *Lancet* **335**, 805-808.

Weinsier RL, Nelson KM, Hensrud DD, Darnell BE, Hunter GR & Schutz Y. (1995). Metabolic predictors of obesity. Contribution of resting energy expenditure, thermic effect of food, and fuel utilization to four-year weight gain of post-obese and never-obese women. *J Clin Invest* **95**, 980-985.

Westerterp KR. (1998). Alterations in energy balance with exercise. *Am J Clin Nutr* **68**, 970S-974S.

Winder WW & Hardie DG. (1996). Inactivation of acetyl-CoA carboxylase and activation of AMP-activated protein kinase in muscle during exercise. *Am J Physiol* **270**, E299-304.

Withers RT, Gore CJ, Mackay MH & Berry MN. (1991). Some aspects of metabolism following a 35 km road run. *Eur J Appl Physiol Occup Physiol* **63**, 436-443.

Woo R. (1985). The effect of increasing physical activity on voluntary food intake and energy balance. *Int J Obes* **9 Suppl 2**, 155-160.

Woo R & Pi-Sunyer FX. (1985). Effect of increased physical activity on voluntary intake in lean women. *Metabolism* **34**, 836-841.

Yoshioka M, Doucet E, St-Pierre S, Almeras N, Richard D, Labrie A, Despres JP, Bouchard C & Tremblay A. (2001). Impact of high-intensity exercise on energy expenditure, lipid oxidation and body fatness. *Int J Obes Relat Metab Disord* **25**, 332-339.

Zhou M, Lin BZ, Coughlin S, Vallega G & Pilch PF. (2000). UCP-3 expression in skeletal muscle: effects of exercise, hypoxia, and AMP-activated protein kinase. *Am J Physiol Endocrinol Metab* **279**, E622-629.

Zurlo F, Larson K, Bogardus C & Ravussin E. (1990). Skeletal muscle metabolism is a major determinant of resting energy expenditure. *J Clin Invest* **86**, 1423-1427.

Zurlo F, Nemeth PM, Choksi RM, Sesodia S & Ravussin E. (1994). Whole-body energy metabolism and skeletal muscle biochemical characteristics. *Metabolism* **43**, 481-486.

Prescrição de treinos

Antes de iniciar um programa de exercícios, é essencial que o aluno realize avaliações para verificar fatores de risco e prontidão para as atividades. Posteriormente, é importante que se faça uma avaliação física para definir o nível de aptidão e os limites de trabalho a serem adotados na prescrição de treinos. Com estes dados em mãos, um profissional de Educação Física capacitado poderá prescrever um programa de atividades físicas seguro e eficiente, adequado às características individuais e aos objetivos do aluno.

Como visto anteriormente, as evidências indicam que o treinamento mais eficiente para emagrecimento é o de alta intensidade, especialmente o treino intervalado, portanto, este será o método preferencialmente aplicado para pessoas que buscam redução na gordura corporal. Uma das principais características do treino intervalado foi identificada no final dos anos 1960, pelo grupo de Edward L. Fox, que comprovou que esta modalidade possibilita a realização de uma quantidade maior de trabalho, retarda o aparecimento da fadiga e mantém a intensidade do exercício perto da capacidade funcional máxima.

O treino intervalado vem sendo pesquisado cientificamente desde a década de 1960. Neste período, o grupo de pesquisa de Per-Olof Astrand desenvolveu protocolos nos quais os estímulos eram realizados próximos à intensidade associada ao VO2máx (IVO2máx), intercalados por períodos de repouso passivo. O cientista considerava este protocolo uma das melhores formas de treinamento, pois todos os parâmetros cardiorrespiratórios estariam em seus níveis máximos. A proposta inicial foi utilizar 3 minutos de corrida a 90-95 IVO2máx. Outros modelos muito utilizados foram os estímulos curtos, alternados com intervalos curtos, como 10 segundos a 100% do IVO2máx, com 10 segundos de descanso passivo. Normalmente os estímulos e intervalos variavam entre 5 e 30 segundos (Billat, 2001a).

Com relação à duração dos estímulos, Volkov (2002) relata que, de sete a 10 segundos, promoveriam a potência e o volume do sistema anaeróbio alático; estímulos entre 30 e 60 segundos seriam recomendados para potência do sistema anaeróbio glicolítico; estímulos entre 2,5 e 3 minutos trabalhariam a capacidade do sistema anaeróbio glicolítico, por fim, potência aeróbia e estímulos entre 6 e 7 minutos seriam recomendados para promover melhorias na capacidade de potência aeróbia. Acerca dos intervalos, o bioquímico russo relata que, caso o objetivo seja desenvolver a capacidade anaeróbia alática, os intervalos devem permitir a restauração quase completa das reservas energéticas e da capacidade funcional. Por outro lado, caso o objetivo seja aprimorar as possibilidades anaeróbias glicolíticas, a restauração não precisa ser completa e é possível diminuir os intervalos. Na escolha entre intervalo ativo e passivo deve-se ter em mente que o ativo favorece a remoção de lactato, enquanto o passivo favorece a reposição das reservas de fosfatos de alta energia (Billat, 2001a).

Dessa forma, a opção entre recuperação ativa ou passiva dependerá de muitas coisas, mas normalmente um estímulo de grande intensidade necessitará de recuperação de baixa intensidade e a forma como você descansará depende da intensidade que deseja manter. Nesse sentido, intervalos passivos favorecem a recuperação das reservas energéticas, possibilitando colocar mais intensidade nos tiros. Por outro lado, os intervalos ativos favorecem a remoção de metabólitos, diminuindo a acidose e atenuando o desconforto. Com relação a interromper a atividade rapidamente ou devagar, o exercício intenso desloca o fluxo sanguíneo para os músculos, desviando-o de órgãos da região central. Quando finalizada a atividade, o sangue retorna rapidamente e há relatos de desconfortos gastrointestinais devido a essas alterações bruscas, além da possibilidade da tontura atribuída às variações abruptas de pressão. Desse modo, a interrupção gradual poderia aliviar tais sintomas. Por outro lado, há uma crença de que a interrupção brusca poderia ser perigosa para o coração, mas os fatores de risco são normalmente associados a frequência cardíaca e pressão arterial, portanto, a parada do exercício significa interrupção dos fatores agressores. Assim, parar de uma vez não seria tão problemático em princípio.

Para melhor compreensão dos diferentes métodos de treinamento intervalado, será adotada a divisão usada por Veronique Billat em duas revisões muito esclarecedoras sobre o tema (Billat, 2001b, a). Os termos utilizados seguirão o proposto por Denadai *et al.* (2005). Limiar de lactato (também conhecido como limiar ventilatório) se refere ao ponto imediatamente anterior ao aumento do lactato sanguíneo em relação aos níveis de repouso, variando entre 40 e 70% do VO_2máx. Limiar anaeróbio é a intensidade máxima de exercício de carga constante na qual ocorre equilíbrio entre a liberação e a remoção de lactato sanguíneo, variando entre 75 e 95% do VO_2máx. Lembrando que, de acordo com dados citados pelos mesmos autores, o tempo até a exaustão no limar anaeróbio varia entre 30 e 60 minutos, enquanto em uma atividade realizada no limiar de lactato o tempo até a exaustão normalmente varia entre 1 a 1,5 hora, podendo chegar a 3 horas de duração. A IVO2máx é definida como a intensidade de exercícios associada ao consumo máximo de oxigênio; no caso da corrida, pode ser expresso como velocidade, no caso do ciclismo, como potência. Segundo (Billat, 2001a), pode-se chegar a até 8 minutos de exercício na IVO_2máx.

Intervalados aeróbios curtos

Para se manterem longos períodos de trabalho na IVO2máx, é recomendado que sejam utilizados estímulos curtos com intervalos passivos curtos, como, por exemplo, uma relação estímulo:repouso de 10:5 ou 15:15 segundos. Os tiros curtos previnem a depleção de glicogênio, pois os intervalos proporcionam recuperação parcial das reservas energéticas, especialmente dos fosfatos de alta energia. Adicionalmente, o oxigênio armazenado na mioglobina pode fornecer parte da demanda de oxigênio, atenuando a participação do sistema anaeróbio.

Um modelo muito popular entre atletas e treinadores de corrida é a relação 30:30. Quanto ao método, estudos anteriores revelaram que a ventilação e a frequência cardíaca permanecem altas nos 20 segundos após o estímulo (Edwards et al., 1973). De fato, ao utilizar repouso passivo de 30 segundos, após estímulo de 30 segundos a 120% do IVO2máx, o consumo de oxigênio atinge apenas 70% do VO2máx e o nível da lactato, 14 mmol/L (Fox et al., 1977). Ao usar repouso ativo no modelo 30:30 (100%:50% do IVO2máx), Billat *et al.* (2000) verificaram que, mesmo no intervalo entre os estímulos, o consumo de oxigênio era máximo, apesar dos níveis de lactato não permanecerem elevados. Estes estudos revelam elevada exigência do sistema cardiovascular no decorrer do método, mesmo durante os intervalos de recuperação.

Esse protocolo normalmente é bem tolerado mesmo pelas pessoas destreinadas e há estudos mostrando sua eficiência em relação ao emagrecimento (Racil et al., 2013).

Intervalados aeróbios longos

A adoção de intervalos baseados em parâmetros cardiovasculares, como, por exemplo, repousar até a FC atingir determinado patamar (normalmente utiliza-se de 100 a 140 bpm) é muito empregada por treinadores e atletas, especialmente quando se prescrevem estímulos mais longos (um a oito minutos). Esta abordagem normalmente é mais confortável para o praticante, no entanto, alguns autores questionam o fato dela propiciar um tempo relativamente baixo de trabalho na IVO2máx (Billat, 2001a). Além dos intervalos baseados em parâmetros cardiovasculares, os intervalos entre estímulos longos também podem ser fixados por tempo, mas a relação estímulo:recuperação sempre será mais alta que a aplicada em intervalados curtos. Um exemplo da relação estímulo:intervalo seria a 2:1 e até mesmo a 8:1.

Quando se praticam intervalados aeróbios longos, o prazo de estímulo também pode ser baseado no tempo pelo qual se consegue manter determinada velocidade, por exemplo, alguns autores usaram como parâmetro o correspondente a 50% do tempo que se mantém a IVO2máx (Billat et al., 1999; Smith et al., 1999). A utilização de estímulos longos com velocidade entre a velocidade crítica e o IVO2máx parece não ser eficiente em atletas de alto nível (Billat, 2001a), no entanto, pode ser aplicável à maior parte dos alunos que procuram os professores de Educação Física.

Intervalados anaeróbios

Segundo (Billat, 2001b), os estudos sobre treinamento intervalado anaeróbio podem ser definidos em duas categorias. A primeira envolve o uso de estímulos com tempo fixo e análise da quantidade de repetições que os indivíduos poderiam realizar com diferentes intervalos. As intensidades normalmente adotadas são altas (130 a 160% da IVO2máx), mas os estímulos não são máximos, duram normalmente 10-15 segundos, separados por intervalos de 15-45 segundos. A segunda categoria envolve esforços máximos de 0,5-5 minutos e examina o comportamento da performance e as respostas fisiológicas no decorrer dos estímulos sucessivos.

Os intervalados anaeróbios, de intensidades mais altas, serão os métodos preferenciais para emagrecer devido a suas implicações metabólicas. De acordo com Billat (2001a), o treinamento intervalado é mais eficiente em aumentar as taxas de oxidação de gordura do que o treinamento contínuo, apesar de se gastar menos energia no total, tendo em vista que as adaptações na beta oxidação são mais propensas a ocorrer em atividades que exijam a utilização de energia em alta velocidade. Tais afirmativas foram corroboradas por diversos estudos, refletindo-se em aumento da atividade das enzimas referentes ao metabolismo oxidativo, conforme citado na sessão anterior. Os intervalados anaeróbios podem envolver estímulos máximos ou submáximos.

Intervalados anaeróbios submáximos

Em um estudo clássico, Margaria *et al.* (1969) usaram estímulos a 160% IVO2máx para avaliar o tempo até a exaustão em função de diferentes intervalos. O tempo até a exaustão foi de 32 segundos quando se realizava o esforço sem intervalos; com intervalos de 10 segundos, o tempo total de trabalho foi 100 segundos; chegando a 200 segundos para intervalos de 20 segundos. Para intervalos de 30 segundos, o tempo até a exaustão foi indefinido. Os resultados revelaram que dobrar o tempo de intervalo possibilita que se trabalhe o dobro do tempo na intensidade especificada. De acordo com este estudo, o tempo mínimo de descanso para não haver acúmulo de lactato foi cerca de 25 segundos.

Tabata *et al.* (1997) compararam as características metabólicas de seis tiros de 20 segundos a 170% do VO2máx, com 10 segundos de intervalo, e 4 tiros de 30 segundos a 200% do VO2máx, com 2 minutos de intervalo, e verificaram que o primeiro protocolo promovia acúmulo máximo do déficit de oxigênio juntamente com consumo máximo de oxigênio, sugerindo que este causa estímulos máximos tanto para o sistema anaeróbio quanto para o aeróbio. De fato, ao usar este protocolo, o grupo de pesquisadores japoneses encontrou ganhos surpreendentes nas capacidades aeróbia e aneróbia (Tabata et al., 1996).

Esse modelo apresentado em 1996 pelo grupo de pesquisadores do Instituto de Aptidão Física e Esportes da Prefeitura de Kagoshima representa um protocolo utilizado por atletas japoneses e foi criado por Kouichi Irisawa, treinador da equipe japonesa de patinação de velocidade. Sua alta eficiência e curta duração o tornaram bastante popular, pois um treino completo pode durar apenas 4 minutos e trazer melhores resultados que treinos com mais de uma hora. O protocolo envolve estímulos de 20 segundos intercalados com 10 segundos de intervalo, com a proposta de se chegar à falha entre o 7º e o 9º tiros. A ideia é que a fadiga se acumule ao longo dos tiros e ocorra uma depleção gradual de glicogênio, com sobrecarga tanto dos sistemas aeróbios quanto anaeróbios, de modo a ocorrer uma queda de performance mais acentuada (aproximadamente 20% de queda) ao final dos 7° a 8° tiros. É importante ressaltar que atualmente essa proposta vem sendo adaptada em diversas atividades, como exercícios localizados, no entanto, deve-se ter cautela, pois grande parte dessas adaptações está sendo realizada de maneira inadequada.

O modelo de treinamento anaeróbio submáximo também foi utilizado no marcante estudo de Tremblay *et al.* (1994), no qual foram usados estímulos curtos (15 x 30 segundos a 60% do trabalho máximo realizado em 10 segundos) e longos (5 x 90 segundos a 70% do trabalho máximo realizado em 90 segundos), ambos com intervalos, até se alcançarem 120-130 bpm. Neste estudo, foi detectado um favorecimento da perda de gordura corporal para o treino intervalado, além de aumento na atividade de enzimas nos metabolismos aeróbio e anaeróbio.

Intervalados anaeróbios máximos

Estes treinos são conhecidos como treinos de *sprint* e envolvem esforços máximos. Os treinos com finalidade de desenvolver velocidade máxima normalmente abrangem estímulos de 6 a 10 segundos com intervalos de, no mínimo, 4 minutos. Para privilegiar a via glicolítica é comum usar estímulos de 100 a 150 metros com velocidade entre 88-90% da melhor performance, separados por intervalos passivos de 5 a 6 minutos (Billat, 2001b).

Esse modelo tem sido bastante usado pela sua praticidade e diversos estudos demonstraram sua eficiência em variados parâmetros de performance e de saúde (Gibala & Jones, 2013; Gillen & Gibala, 2014). Além disso, estudos com estímulos máximos mostraram alterações positivas tanto nas enzimas do metabolismo aeróbio quando do anaeróbio, conforme indicam os resultados de MacDougall *et al.* (1998) e Rodas *et al.* (2000), que usaram estímulos máximos de 30 segundos, portanto, podem ter importantes implicações práticas em programas de emagrecimento.

Recomendação de treinamento para emagrecimento

O objetivo será que o aluno realize treinos intervalados intensos, com alta exigência dos sistemas aeróbio e anaeróbio, para que ocorram as alterações fisiológicas citadas anteriormente. No entanto, deve-se passar por etapas prévias com a finalidade de preparar o organismo do aluno para o sucesso das metas.

Iniciantes

- Iniciar com treinos contínuos de baixa intensidade, progredir no volume e, posteriormente, na intensidade;
- Não são necessários 30' contínuos;
- Promover adaptação estrutural (ossos e articulações);
- Ensino da técnica de movimento;
- Escolher o ergômetro de acordo com a possibilidade do equipamento e gosto do aluno;
- Usar principalmente parâmetros objetivos (FC) como controle.

Inicialmente, acreditava-se que exercícios intensos poderiam gerar aumento desproporcional na parede do miocárdio, levando a alterações patológicas, como arritmias e hipertrofia concêntrica, no entanto, diversos estudos indicam que as alterações provenientes de atividades intensas não têm repercussão funcional negativa (Ricci et al., 1982; Child et al., 1984; Wernstedt et al., 2002; Arrese et al., 2006), constituindo apenas alterações fisiológicas normais induzidas pela atividade. Portanto, a fase de adaptação, caracterizada por atividades de baixa intensidade, não é devida a um potencial efeito negativo das atividades intensas no sistema cardiovascular.

Outrossim, os treinos aeróbios em baixa intensidade são usados para evitar complicações agudas, pois pode ser que o praticante não esteja preparado para altas intensidades e haja alterações profundas, acarretando mal-estar. Adicionalmente, esta fase inicial é recomendada para promover adaptações no aparelho locomotor, pois as atividades intensas exigirão esforços elevados do sistema músculo-articular - isto é particularmente evidente nas corridas, durante as quais a força de reação do solo pode promover um estresse muito alto nas articulações, especialmente em joelhos e coluna – portanto, é necessário iniciar com velocidades mais baixas. Com relação ao ciclismo, antes da implementação dos treinos intensos, deve-se ensinar a técnica correta de pedalar, pois sem este aprendizado os treinos posteriores não serão tão eficientes, além de haver risco aumentado de lesões. Assim, é importante que a fase de adaptação seja específica à atividade a ser praticada no futuro, ou seja, caso o objetivo seja preparação para corrida, a adaptação deve ser com corrida, caso seja para o ciclismo, a adaptação dever ser realizada na bicicleta, etc.

A partir dos estudos mostrados nos capítulos anteriores, vemos que não é necessário realizar exercícios contínuos para promover emagrecimento. Desta forma, o tempo total de atividade aeróbia pode ser parcelado em frações menores, por exemplo, em vez de se realizarem 30 minutos contínuos de caminhada, são praticados três períodos de 10 minutos intercalados por outras atividades, como treinamento resistido ou alongamento.

A percepção subjetiva de esforço é um parâmetro valioso para controle da intensidade do exercício, entretanto, em alunos iniciantes é possível que haja dificuldades em controlar adequadamente o treino por meio da percepção subjetiva, desta forma, é recomendável que se empreguem critérios objetivos, como frequência cardíaca, enquanto se educa o aluno sobre a utilização da percepção subjetiva.

Exemplos de treino:
- 30 a 60 minutos no limiar de lactato ou;
- 3 séries de 10 a 15 minutos no limiar anaeróbio, intercaladas por exercícios resistidos.

Intermediários

- Aumentar a intensidade do treino, usando esforços submáximos e intervalos longos entre as séries;
- Empregar treinos intervalados aeróbios;
- Usar parâmetros subjetivos e objetivos para controle da intensidade;
- Progressivamente, aumentar a intensidade dos treinos.

Os treinos intervalados normalmente são introduzidos após algumas semanas, dependendo da evolução do aluno. Os tiros podem ser realizados acima da intensidade associada ao limiar anaeróbio, no entanto, a intensidade será definida de acordo com a tolerância e as características individuais. Caso o aluno seja pouco tolerante, podem se adotados períodos mais longos (2-4 minutos) de intensidades moderadas a altas (90-100% da IVO2máx), com intervalos até a frequência cardíaca atingir valores pré-estabelecidos (por exemplo, o valor referente ao limiar ventilatório). Também pode ser empregada a clássica relação 30:30 de esforço:intervalo, com intensidade a 100% da IVO2máx.

Exemplo:

- 6 séries de 2 minutos a 100% da IVO2máx com intervalo até a frequência cardíaca atingir o limiar ventilatório ou;
- 15 séries de 30 segundos a 100% da IVO2máx com intervalos passivos de 30 segundos.

Observação: os treinos podem ser precedidos do aquecimento adequado e seguidos de volta à calma.

Avançados

- Utilizar intervalados anaeróbios intensos;
- Usar parâmetros subjetivos (percepção de esforço) como controle;

- Intensidade controlada pela ação neuromuscular (velocidade, potência...);
- Recuperação pode ser fixa por tempo (Tabata *et al.*, 1996) ou por parâmetros cardiovasculares (Tremblay *et al.*, 1994).

Em alunos avançados, os treinos intervalados anaeróbios de alta intensidade poderão ser usados com segurança, pois já houve adaptação do organismo. No caso de treinos muito intensos, a frequência cardíaca não será um bom parâmetro de trabalho, tendo em vista que ela pode não se elevar de forma proporcional durante esforços de curta duração (por exemplo, 10 a 30 segundos), portanto, as formas de controle serão principalmente critérios subjetivos (percepção subjetiva de esforço) e parâmetros neuromusculares, como potência ou velocidade. Um exemplo do uso da potência pode ser obtido dos estudos de Tremblay *et al.* (1994) e Stepto *et al.* (1999). Neste sentido, pode-se avaliar a velocidade máxima que uma pessoa consegue manter por determinado período de tempo e trabalhar com frações desta velocidade. É comum a prescrição de treinos com bases na intensidade na qual se alcança o consumo máximo de oxigênio, como no estudo Tabata *et al.* (1997), no qual foi adotado o equivalente a 200% desta intensidade nos tiros de 30 segundos e 170% nos tiros de 20 segundos.

Outra forma de trabalho é com esforços máximos, como nos estudos de MacDougall *et al.* (1998) e nos trazidos pelo grupo de Martim Gibala (Gibala & Jones, 2013; Gillen & Gibala, 2014). No entanto, deve se ter em mente que esforços máximos são extremamente exigentes e que a relação entre estímulo e recuperação deve ser bem planejada. Dessa forma, o intervalo de recuperação entre os treinos deve ser bem respeitado para que haja restauração do organismo, especialmente do tecido muscular e das reservas de energia, motivo pelo qual a realização desse tipo de treino deve ser espaçada, com intervalos de dois a três dias.

Com relação aos intervalos, eles poderão ser ativos ou passivos, lembrando que os intervalos passivos favorecem a regeneração do sistema energético, enquanto os ativos favorecem a remoção de metabólitos. É comum usar o intervalo passivo na esteira devido à dificuldade nos equipamentos em reduzir e aumentar a velocidade rapidamente. Deste modo, após o aquecimento, eleva-se a velocidade da esteira até atingir a de trabalho e depois do tiro o aluno simplesmente salta e apoia os pés nas bordas laterais do equipamento; findo o intervalo, o aluno salta novamente para o centro da esteira e reinicia o tiro. É importante que este procedimento seja bem controlado para diminuir o risco de acidentes.

O controle do intervalo pode ser por tempo fixo ou ser baseado em parâmetros fisiológicos, como, por exemplo, aguardar que a frequência cardíaca chegue a determinado patamar. A vantagem do intervalo por parâmetros fisiológicos é ser mais confortável para o praticante e se adequar à capacidade atual do organismo (quanto mais cansado, maior será o intervalo), por outro lado, os intervalos por tempo fixo normalmente induzem maior desgaste, podendo oferecer estímulos mais intensos e gerar adaptação mais positiva em termos de performance, conforme verificado por Laursen *et al.* (2002).

Adicionalmente, os intervalos poderão ser longos ou curtos, lembrando que intervalos longos favoreceriam o desenvolvimento da capacidade anaeróbio alática, enquanto os mais curtos envolveriam maior estresse para o sistema lático.

Ainda não é possível afirmar quais das variações propostas seriam mais eficientes, é provável que, assim como acontece com a musculação, elas sejam apenas meios diferentes de se chegar ao mesmo objetivo (Gentil, 2006). Por enquanto, a recomendação é variar entre os diversos tipos de treino para manter o aluno motivado e forçar a adaptação, sempre levando em conta as preferências individuais e as demais adaptações que ocorrem em função de cada protocolo.

Exemplos:

- 8 tiros de 20 segundos na velocidade máxima, intercalados por intervalos até a frequência atingir 65% da frequência cardíaca máxima;
- 7-9 tiros de 20 segundos, intercalados por 10 segundos de intervalo, com o objetivo de alcançar uma perda de 20% na performance no último tiro;
- 6-8 tiros máximos de 30 segundos intercalados por quatro minutos de intervalo.

Observação: os treinos podem ser precedidos do aquecimento adequado e seguidos de volta à calma.

Aplicabilidade e segurança

Apesar de vir ganhando popularidade nos últimos anos, o treinamento intervalado é usado desde o início do século por atletas e treinadores com o objetivo de melhorar a performance desportiva. Uma das mais célebres referências deste método foi o tcheco Emil Zatopek, um personagem extraordinário, que conseguiu o lendário feito de conquistar medalhas de ouro nas provas de 5.000m, 10.000m e na maratona em uma mesma olimpíada, em 1952, na cidade de Helsink. No entanto, o uso do treinamento intervalado não se limita aos atletas. Nicolai Ivanovich Volkov cita que, desde os anos 1960, o método vem sendo amplamente aplicado no tratamento e na prevenção de patologias, como "moléstias cardiovasculares e pulmonares, disfunções metabólicas e endócrinas, lesões congênitas no aparelho locomotor, etc" (Volkov, 2002), p.11). De fato, o treinamento intervalado normalmente é bem tolerado mesmo por indivíduos idosos. Em um estudo de Ahmaidi et al. (1998), por exemplo, mais de 70% dos idosos no grupo que realizou treinamentos intervalados terminou o experimento, enquanto os números para o grupo de treinamento contínuo foi somente cerca de 40%.

Nesse sentido, é importante esclarecer que treinamento intervalado não significa necessariamente que uma pessoa irá correr em intensidades máximas, e sim que haverá alternância entre esforço e descanso, sendo que duração, intensidade, tipo de exercício realizado serão adequados individualmente, de acordo com as características do praticante. Há estudos que implementaram treinamento intervalado em pessoas com obesidade e sobrepeso e obtiveram resultados positivos, sem reportarem lesões, como é o caso de Tjønna *et al.* (2009) e Sartor *et al.* (2010), que usaram tiros de 4' a 90-95% da FCM com 3' de intervalo a 70%; Racil *et al.* (2013) e Dalzill *et al.* (2014) usaram tiros de 30 segundos a 100% da intensidade de VO2máx, alternados com 30 segundos de intervalo. Mesmo tiros mais intensos com 30 segundos de duração já foram usados em pessoas com obesidade e sobrepeso, como foi o caso de Trilk *et al.* (2011), Whyte *et al.* (2010) e Gremeaux *et al.* (2012), sendo que este último estudo durou nove meses, teve 97% de aderência e sem relatos de problemas nos participantes.

Em verdade, quando se trabalha com obesos, muitas vezes é impossível desenvolver treinos em baixa intensidade e longa duração. Em primeiro lugar, o excesso de peso pode fazer com que uma mera caminhada seja um esforço intenso para muitas pessoas, além disso, frequentemente se esbarra em questões logísticas e de cunho individual, como capacidade dos equipamentos e exposição em determinados ambientes. Dessa forma, realizar exercícios de curta duração intercalados com intervalos de recuperação normalmente é a melhor opção. Atividades simples, como subir um lance de escada ou fazer uma caminhada por 100 metros, podem fazer parte do HIIT e ajudarão a iniciar uma pessoa nas atividades físicas enquanto melhoram parâmetros metabólicos e ajudam na perda de peso.

Mesmo em casos de problemas articulares, o modelo intervalado de treinamento pode ser bem adaptado e já mostrou ser uma ferramenta valiosa na melhora de funcionalidade, como é o caso de Bressel *et al.* (2014), que aplicaram treinos intervalados em pessoas com osteoartrite de joelho ou quadril durante seis semanas e encontraram reduções nas dores e incremento na funcionalidade, sem ocorrência de efeitos adversos e com ótima aderência. Os treinos foram realizados em esteira adaptada dentro da água e envolviam esforços intensos, segundo os avaliados, pela percepção subjetiva de esforço.

Também merecem destaque os estudos em pessoas com problemas cardíacos(Moholdt et al., 2009; Tjonna et al., 2009; Wisloff et al., 2009; Moholdt et al., 2012; Molmen-Hansen et al., 2012; Rognmo et al., 2012; Bronstad et al., 2013; Fu et al., 2013; Rognmo et al., 2013; Huang et al., 2014; Pedersen et al., 2014; Weston et al., 2014), sendo que em alguns deles os treinos intervalados foram mais eficientes que os protocolos de intensidade mais baixa para melhorar funcionalidade e diminuir a severidade das manifestações da doença (Wisloff et al., 2007; Tjonna et al., 2008; Moholdt et al., 2009; Tjonna et al., 2009; Molmen-Hansen et al., 2012; Fu et al., 2013).

Enfim, os estudos mostram que o treino intervalado é eficiente e seguro, desde que planejado e executado adequadamente. Dessa forma, cabe ao profissional competente a correta utilização do método, que poderá trazer diversos benefícios ao praticante.

Referências bibliográficas

Ahmaidi S, Masse-Biron J, Adam B, Choquet D, Freville M, Libert JP & Prefaut C. (1998). Effects of interval training at the ventilatory threshold on clinical and cardiorespiratory responses in elderly humans. *Eur J Appl Physiol Occup Physiol* **78**, 170-176.

Arrese AL, Carretero MG & Blasco IL. (2006). Adaptation of left ventricular morphology to long-term training in sprint- and endurance-trained elite runners. *Eur J Appl Physiol* **96**, 740-746.

Billat LV. (2001a). Interval training for performance: a scientific and empirical practice. Special recommendations for middle- and long-distance running. Part I: aerobic interval training. *Sports Med* **31**, 13-31.

Billat LV. (2001b). Interval training for performance: a scientific and empirical practice. Special recommendations for middle- and long-distance running. Part II: anaerobic interval training. *Sports Med* **31**, 75-90.

Billat VL, Flechet B, Petit B, Muriaux G & Koralsztein JP. (1999). Interval training at VO2max: effects on aerobic performance and overtraining markers. *Med Sci Sports Exerc* **31**, 156-163.

Billat VL, Slawinski J, Bocquet V, Demarle A, Lafitte L, Chassaing P & Koralsztein JP. (2000). Intermittent runs at the velocity associated with maximal oxygen uptake enables subjects to remain at maximal oxygen uptake for a longer time than intense but submaximal runs. *Eur J Appl Physiol* **81**, 188-196.

Bressel E, Wing JE, Miller AI & Dolny DG. (2014). High-intensity interval training on an aquatic treadmill in adults with osteoarthritis:

effect on pain, balance, function, and mobility. *J Strength Cond Res* **28,** 2088-2096.

Bronstad E, Tjonna AE, Rognmo O, Dalen H, Heggli AM, Wisloff U, Ingul CB & Steinshamn S. (2013). Aerobic exercise training improves right- and left ventricular systolic function in patients with COPD. *COPD* **10,** 300-306.

Child JS, Barnard RJ & Taw RL. (1984). Cardiac hypertrophy and function in master endurance runners and sprinters. *J Appl Physiol* **57,** 176-181.

Dalzill C, Nigam A, Juneau M, Guilbeault V, Latour E, Mauriege P & Gayda M. (2014). Intensive lifestyle intervention improves cardiometabolic and exercise parameters in metabolically healthy obese and metabolically unhealthy obese individuals. *Can J Cardiol* **30,** 434-440.

Denadai BS & Grecco CC. (2005). *Educação Física no Ensino Superior - Prescrição do treinamento aeróbio: teoria e prática.* Guanabara Koogan, Rio de Janeiro.

Edwards RH, Ekelund LG, Harris RC, Hesser CM, Hultman E, Melcher A & Wigertz O. (1973). Cardiorespiratory and metabolic costs of continuous and intermittent exercise in man. *J Physiol* **234,** 481-497.

Fox EL, Bartels RL, Klinzing J & Ragg K. (1977). Metabolic responses to interval training programs of high and low power output. *Med Sci Sports* **9,** 191-196.

Fu TC, Wang CH, Lin PS, Hsu CC, Cherng WJ, Huang SC, Liu MH, Chiang CL & Wang JS. (2013). Aerobic interval training improves oxygen uptake efficiency by enhancing cerebral and muscular hemodynamics in patients with heart failure. *Int J Cardiol* **167,** 41-50.

Gentil P. (2006). *Bases Científicas do Treinamento de Hipertrofia.* Sprint, Rio de Janeiro, RJ.

Gibala MJ & Jones AM. (2013). Physiological and performance adaptations to high-intensity interval training. *Nestle Nutr Inst Workshop Ser* **76,** 51-60.

Gillen JB & Gibala MJ. (2014). Is high-intensity interval training a time-efficient exercise strategy to improve health and fitness? *Appl Physiol Nutr Metab* **39,** 409-412.

Gremeaux V, Drigny J, Nigam A, Juneau M, Guilbeault V, Latour E & Gayda M. (2012). Long-term lifestyle intervention with optimized high-intensity interval training improves body composition, cardiometabolic risk, and exercise parameters in patients with abdominal obesity. *Am J Phys Med Rehabil* **91,** 941-950.

Huang SC, Wong MK, Lin PJ, Tsai FC, Fu TC, Wen MS, Kuo CT & Wang JS. (2014). Modified high-intensity interval training increases peak cardiac power output in patients with heart failure. *Eur J Appl Physiol* **114,** 1853-1862.

Laursen PB, Shing CM, Peake JM, Coombes JS & Jenkins DG. (2002). Interval training program optimization in highly trained endurance cyclists. *Med Sci Sports Exerc* **34,** 1801-1807

MacDougall JD, Hicks AL, MacDonald JR, McKelvie RS, Green HJ & Smith KM. (1998). Muscle performance and enzymatic adaptations to sprint interval training. *J Appl Physiol* **84,** 2138-2142.

Margaria R, Oliva RD, Di Prampero PE & Cerretelli P. (1969). Energy utilization in intermittent exercise of supramaximal intensity. *J Appl Physiol* **26,** 752-756.

Moholdt T, Aamot IL, Granoien I, Gjerde L, Myklebust G, Walderhaug L, Brattbakk L, Hole T, Graven T, Stolen TO, Amundsen BH, Molmen-Hansen HE, Stoylen A, Wisloff U & Slordahl SA. (2012). Aerobic interval training increases peak oxygen uptake more than usual care exercise training in myocardial infarction patients: a randomized controlled study. *Clin Rehabil* **26,** 33-44.

Moholdt TT, Amundsen BH, Rustad LA, Wahba A, Lovo KT, Gullikstad LR, Bye A, Skogvoll E, Wisloff U & Slordahl SA. (2009). Aerobic interval training versus continuous moderate exercise after coronary artery bypass surgery: a randomized study of cardiovascular effects and quality of life. *Am Heart J* **158,** 1031-1037.

Molmen-Hansen HE, Stolen T, Tjonna AE, Aamot IL, Ekeberg IS, Tyldum GA, Wisloff U, Ingul CB & Stoylen A. (2012). Aerobic interval training reduces blood pressure and improves myocardial function in hypertensive patients. *Eur J Prev Cardiol* **19,** 151-160.

Pedersen LR, Olsen RH, Jurs A, Astrup A, Chabanova E, Simonsen L, Wisloff U, Haugaard SB & Prescott E. (2014). A randomised trial comparing weight loss with aerobic exercise in overweight individuals with coronary artery disease: The CUT-IT trial. *Eur J Prev Cardiol.*

Racil G, Ben Ounis O, Hammouda O, Kallel A, Zouhal H, Chamari K & Amri M. (2013). Effects of high vs. moderate exercise intensity during interval training on lipids and adiponectin levels in obese young females. *Eur J Appl Physiol* **113,** 2531-2540.

Ricci G, Lajoie D, Petitclerc R, Peronnet F, Ferguson RJ, Fournier M & Taylor AW. (1982). Left ventricular size following endurance, sprint, and strength training. *Med Sci Sports Exerc* **14**, 344-347.

Rodas G, Ventura JL, Cadefau JA, Cusso R & Parra J. (2000). A short training programme for the rapid improvement of both aerobic and anaerobic metabolism. *Eur J Appl Physiol* **82**, 480-486.

Rognmo O, Moholdt T, Bakken H, Hole T, Molstad P, Myhr NE, Grimsmo J & Wisloff U. (2012). Cardiovascular risk of high- versus moderate-intensity aerobic exercise in coronary heart disease patients. *Circulation* **126**, 1436-1440.

Rognmo O, Moholdt T, Bakken H, Hole T, Molstad P, Myhr NE, Grimsmo J & Wisloff U. (2013). Response to letter regarding article, "Cardiovascular risk of high- versus moderate-intensity aerobic exercise in coronary heart disease patients". *Circulation* **127**, e638.

Sartor F, de Morree HM, Matschke V, Marcora SM, Milousis A, Thom JM & Kubis HP. (2010). High-intensity exercise and carbohydrate-reduced energy-restricted diet in obese individuals. *Eur J Appl Physiol* **110**, 893-903.

Smith TP, McNaughton LR & Marshall KJ. (1999). Effects of 4-wk training using Vmax/Tmax on VO2max and performance in athletes. *Med Sci Sports Exerc* **31**, 892-896.

Stepto NK, Hawley JA, Dennis SC & Hopkins WG. (1999). Effects of different interval-training programs on cycling time-trial performance. *Med Sci Sports Exerc* **31**, 736-741.

Tabata I, Irisawa K, Kouzaki M, Nishimura K, Ogita F & Miyachi M. (1997). Metabolic profile of high intensity intermittent exercises. *Med Sci Sports Exerc* **29**, 390-395.

Tabata I, Nishimura K, Kouzaki M, Hirai Y, Ogita F, Miyachi M & Yamamoto K. (1996). Effects of moderate-intensity endurance and high-intensity intermittent training on anaerobic capacity and VO2max. *Med Sci Sports Exerc* **28**, 1327-1330.

Tjonna AE, Lee SJ, Rognmo O, Stolen TO, Bye A, Haram PM, Loennechen JP, Al-Share QY, Skogvoll E, Slordahl SA, Kemi OJ, Najjar SM & Wisloff U. (2008). Aerobic interval training versus continuous moderate exercise as a treatment for the metabolic syndrome: a pilot study. *Circulation* **118**, 346-354.

Tjonna AE, Stolen TO, Bye A, Volden M, Slordahl SA, Odegard R, Skogvoll E & Wisloff U. (2009). Aerobic interval training reduces cardiovascular risk factors more than a multitreatment approach in overweight adolescents. *Clin Sci (Lond)* **116**, 317-326.

Tremblay A, Simoneau JA & Bouchard C. (1994). Impact of exercise intensity on body fatness and skeletal muscle metabolism. *Metabolism* **43**, 814-818.

Trilk JL, Singhal A, Bigelman KA & Cureton KJ. (2011). Effect of sprint interval training on circulatory function during exercise in sedentary, overweight/obese women. *Eur J Appl Physiol* **111**, 1591-1597.

Volkov NI. (2002). *Teoria e Prática do Treinamento Intervalado no Esporte*. Editora Multiesportes, Londrina.

Wernstedt P, Sjostedt C, Ekman I, Du H, Thuomas KA, Areskog NH & Nylander E. (2002). Adaptation of cardiac morphology and function to endurance and strength training. A comparative study using MR imaging and echocardiography in males and females. *Scand J Med Sci Sports* **12**, 17-25.

Weston KS, Wisloff U & Coombes JS. (2014). High-intensity interval training in patients with lifestyle-induced cardiometabolic disease: a systematic review and meta-analysis. *Br J Sports Med* **48**, 1227-1234.

Whyte LJ, Gill JM & Cathcart AJ. (2010). Effect of 2 weeks of sprint interval training on health-related outcomes in sedentary overweight/obese men. *Metabolism* **59**, 1421-1428.

Wisloff U, Ellingsen O & Kemi OJ. (2009). High-intensity interval training to maximize cardiac benefits of exercise training? *Exerc Sport Sci Rev* **37**, 139-146.

Wisloff U, Stoylen A, Loennechen JP, Bruvold M, Rognmo O, Haram PM, Tjonna AE, Helgerud J, Slordahl SA, Lee SJ, Videm V, Bye A, Smith GL, Najjar SM, Ellingsen O & Skjaerpe T. (2007). Superior cardiovascular effect of aerobic interval training versus moderate continuous training in heart failure patients: a randomized study. *Circulation* **115**, 3086-3094.

Musculação e emagrecimento

Diante da ineficiência do modelo aeróbio em promover emagrecimento, alguns autores sugeriram que os exercícios teriam papel importante na manutenção da massa magra, não necessariamente na perda de peso ou de gordura corporal (Hill & Wyatt, 2005). No entanto, é estranho verificar que, mesmo neste caso, a atividade recomendada continue sendo a aeróbia, o que vai contra o bom senso, tendo em vista que os melhores resultados nesse sentido seriam obtidos com o treinamento resistido. Mas os benefícios da musculação nos programas de perda de peso parecem ir além da simples manutenção da massa magra. De fato, esta atividade tem sido adotada como meio de redução ponderal há mais de 30 anos, conforme se observa em estudos citados por Fleck & Kraemer (2004).

Recentemente, um grande estudo transversal reforça a importância da prática da musculação para a composição corporal. O estudo conduzido por pesquisadores da Escola de Saúde Pública de Harvard acompanhou 10.500 homens de 1996 a 2008 e analisou a associação entre as alterações na circunferência da cintura com a prática de musculação, exercícios aeróbios e outras atividades e fatores (Mekary et al., 2014). De acordo com os resultados, a prática de musculação é associada com menores ganhos na circunferência da cintura em um efeito dose-dependente, ou seja, quanto maior a prática de musculação, melhores os resultados. O estudo revelou que efeito da musculação é duas vezes maior que o das atividades aeróbias e que os resultados permanceiam, mesmo quando ajustados por outras variáveis, como os hábitos alimentares. Para as pessoas que praticam mais de 25 minutos de musculação por dia, a inclusão das atividades aeróbios não trouxe benefício adicional. Mais ainda, a substituição da musculação por qualquer outras atividades, mesmo os exercícios aeróbios, aumentava a probabilidade de se aumentar a circunferência da cintura, revelando que praticar musculação tem um importante efeito de longo prazo. Apesar dos exercícios aeróbios serem relacionados à menor ganho de peso, deve-se ressaltar que um menor peso associado a uma maior circunferência da cintura não é necessariamente vantajoso em termos de estética e de saúde, pois pode refletir perda de massa magra e ganho de gordura visceral, conforme sugerido no estudo.

Comparações transversais entre aeróbios e musculação

Alguns estudos transversais indicam que a prática de atividades aeróbias não oferece vantagens sobre a musculação com relação ao percentual de gordura. Ballor & Poehlman (1992) estudaram 82 mulheres divididas em: sedentárias, praticantes de musculação ou praticantes de exercícios aeróbios. As praticantes de atividades físicas se exercitavam no mínimo três vezes por semana há um tempo médio superior a dois anos. As avaliações realizadas por meio de pesagem hidrostática revelaram que não havia diferença no percentual de gordura entre as praticantes de musculação (14,7%) e de exercícios aeróbios (16,2%), e ambos possuíam menores valores do que as sedentárias (21,8%). A análise revelou que o grupo envolvido com treinamento aeróbio apresentava maior gasto calórico durante o tempo livre em relação ao sedentário (2.530 vs. 1.693 KJ/dia), mas o mesmo não ocorria com o treino de força (2.180 KJ/dia). Com relação aos hábitos alimentares, não houve diferença no consumo energético, apesar da ingestão para praticantes de musculação (8.551 kJ) ser aparentemente superior à do grupo sedentário (7.883 kJ) e de treino aeróbio (7.928 kJ). Ou seja, as praticantes de musculação gastavam menos energia e comiam mais que as praticantes de exercícios aeróbios, mas ainda assim tinham percentual de gordura relativamente baixo.

Posteriormente, Grund et al. (2001) compararam homens jovens também divididos em três grupos: 1) sedentários, 2) praticantes de musculação e 3) atletas de *endurance*. Este último grupo foi composto por corredores de longa distância, triatletas e ciclistas.

O grupo de praticantes de musculação foi recrutado em academias de Kiel. Para ingressar no estudo, era necessário ser atleta amador e treinar no mínimo três vezes por semana (ao menos cinco horas semanais). Os resultados mostraram que praticantes de musculação e atletas de *endurance* possuíam percentuais de gordura similares (15,5 e 15,3%, respectivamente), sendo em ambos significativamente menores que no grupo controle (20,6%).

Combinação de musculação e treino aeróbio

A adição de treinos resistidos aos exercícios aeróbios parece trazer vantagem adicional nas alterações na composição corporal. Em 1999, Kraemer et al. realizaram um estudo de 12 semanas comparativo de três grupos: 1) dieta; 2) dieta + exercícios aeróbios; e 3) dieta + exercícios aeróbios + treino de força. O treinamento aeróbio foi realizado por 50 minutos a 70-80% da FC máxima. No grupo combinado, o treino de força foi realizado após o aeróbio, seguindo uma periodização não linear, com alternância de treinos "pesados" (5-7 RM) e "leves" (8-10 RM); cada exercício foi realizado com três séries e intervalos de dois minutos nos treinos "pesados" e um minuto nos "leves". Ao final da pesquisa, todos os grupos conseguiram reduzir o peso de maneira similar, com tendência de menor perda no grupo de exercícios aeróbios. No entanto, forte distinção ocorreu na composição corporal. Do peso perdido, o grupo que praticou também a musculação reduziu 97% em gordura contra 78% do grupo de exercícios aeróbios + dieta e 69% para o da dieta somente, sendo que este último perdeu quantidade significativa de massa magra (Kraemer et al., 1999).

Anteriormente, Wallace et al. (1997) haviam estudado homens com hiperinsulinemia submetidos a treinos aeróbios ou a uma combinação de treinos resistidos e aeróbios durante 14 semanas. Ambos os grupos se exercitaram 3 vezes por semana. O aeróbio durou 60 minutos (30 minutos de bicicleta + 30 minutos de esteira) à intensidade de 60-70% da FC de reserva. O treino combinado

203

envolveu, no mesmo dia, este mesmo aeróbio e um treino resistido composto de oito exercícios e quatro séries de 8-12 repetições a 75% de 1RM, com um minuto de intervalo entre as séries. A dieta foi mantida constante ao longo do estudo. De acordo com os resultados, apenas o treino combinado resultou em perda na massa gorda, e a redução no percentual de gordura foi superior para este grupo em comparação com o treino aeróbio feito isoladamente (-6,92 x - 1,36%). O ganho de massa magra também mostrou valores absolutos expressivamente distintos (+4,33 x +0,03 kg), apesar da diferença não ter sido significativa, provavelmente devido ao baixo número de sujeitos na amostra. A adição do treino de força também trouxe melhorias acentuadas em parâmetros relacionados à resistência à insulina e à saúde cardiovascular.

A combinação de treinos foi estudada novamente por pesquisadores do Japão e da Coreia em 2003, no entanto, o volume do aeróbio foi reduzido pela metade durante o treino combinado. Park et al. (2003) realizaram um estudo de seis meses, no qual dividiram 30 mulheres obesas em três grupos: 1) controle; 2) exercícios aeróbios e 3) combinação de treinamento resistido e aeróbio. Os exercícios aeróbios foram praticados seis vezes por semana durante uma hora, com intensidade entre 60-70% da FCmáx. O treinamento combinado envolveu cada modalidade três dias na semana, em dias alternados; o treino resistido foi realizado com carga entre 60 e 70% de 1RM. A perda de peso e gordura foi igual entre os grupos que praticavam exercícios, mas somente o treino combinado promoveu ganho de massa magra, que também foi mais eficiente em trazer reduções na gordura visceral (Park et al., 2003).

Comparação entre exercícios aeróbios e musculação

Algumas contribuições valiosas surgem de estudos que usaram as diferentes formas de exercícios como intervenção. Com relação a isso, a maior parte dos experimentos indica que o exercício aeróbio não é superior ao treinamento resistido para se promover perda de gordura. Quanto à massa magra, os estudos indicam que a musculação deve ser incluída no programa caso o objetivo seja ganho ou manutenção deste componente.

Hagberg et al. (1989) realizaram um estudo com homens e mulheres entre 70 e 79 anos para verificar os efeitos de 26 semanas de treinamento resistido em parâmetros cardiovasculares. O treino de *endurance* foi progressivo, chegando à intensidade de 75-85% do VO2máx por 35-45 minutos. O treinamento de força consistia em apenas uma série de 8-12 repetições em 10 exercícios; os treinos foram submáximos nas primeiras 13 semanas e realizados até a falha nas 13 semanas seguintes. Apesar do treino de *endurance* produzir um maior gasto calórico e ter sido realizado dentro da zona de queima de gordura, as reduções no somatório de dobras cutâneas foram iguais para os dois grupos.

Posteriormente, Lee et al. (1992) dividiram 36 jovens do sexo masculino em três grupos: 1) corridas, 2) treino de força e 3) combinado (corrida + treino de força). Durante as dez semanas de estudo, as corridas foram realizadas a 75% da FC máxima durante 30-35 minutos, três vezes por semana. No treino de força, foram realizados oito exercícios com três séries de 10 repetições e 1 a 2 minutos de intervalo entre as séries. O grupo que praticou somente corrida não obteve alterações no peso nem na composição corporal, avaliada por meio de pesagem hidrostática, no entanto, os grupos que praticaram musculação, sozinha e combinada com corrida, obtiveram aumento na massa magra e redução no percentual de gordura.

Em um estudo de 1994, Goldberg et al. (1994) compararam os efeitos de 16 semanas de corrida ou treinamento resistido na composição corporal de homens jovens. A corrida foi realizada entre 70% a 85% da FC máxima durante, no mínimo, 45 minutos. O treinamento com pesos tinha uma duração similar, constituído de oito exercícios básicos, realizados em três séries de 3 a 8 repetições máximas e intervalo de dois minutos entre cada série. Ao final, ambos os grupos reduziram similarmente o percentual de gordura, no entanto, o ganho de massa magra só foi significativo para o grupo treinado com pesos.

Geliebter et al. (1997) dividiram mulheres moderadamente obesas em três grupos: 1) dieta+treinamento de força, 2) dieta+treinamento aeróbio e 3) somente dieta. O treino resistido foi realizado em três séries submáximas, com contrações lentas, de cinco segundos em cada fase. O treino aeróbio foi realizado com ergômetros de membros inferiores e superiores, em frequências cardíacas acima de 70% da máxima. Para a dieta, todos receberam uma fórmula com o conteúdo calórico equivalente a 70% da TMR. Os resultados revelaram que todos os grupos tiveram uma perda de peso similar, de aproximadamente nove quilos. A redução de gordura também foi semelhante, no entanto, o grupo que realizou treinamento de força obteve as menores perdas de massa magra.

No estudo de Dolezal & Potteiger (1998), 30 homens fisicamente ativos foram divididos em três grupos: 1) treinamento resistido, 2) treinamento de *endurance* e 3) treinamento combinado, todos realizados três vezes por semana durante 10 semanas. O treinamento aeróbio foi realizado de forma contínua, progredindo em duração e intensidade até se chegar a sessões de 40 minutos a 75-85% da FC máxima. O treinamento resistido foi realizado com três séries de repetições máximas. As sessões foram divididas em exercícios para a parte superior (segunda-feira), inferior (quarta-feira) e superior e inferior (sexta-feira). O treinamento combinado envolveu a soma dos dois protocolos, com o resistido realizado no início da sessão. Uma análise nutricional revelou que nenhum dos grupos alterou sua dieta ao longo do estudo. De acordo com os resultados, todos reduziram o percentual de gordura, sendo que o grupo combinado obteve resultados superiores em comparação com o de *endurance,* mas não houve diferença entre o treino de *endurance* e o resistido. Também é interessante verificar que o grupo submetido ao treino aeróbio apresentou redução significativa na taxa metabólica basal, apesar de não ter perdido massa magra, enquanto aquele praticante de treinamento de força obteve aumento da taxa metabólica basal corrigida pela massa magra, o que pode ser uma vantagem a longo prazo para esta modalidade.

Banz et al. (2003) compararam os efeitos de 10 semanas de treino de força e acróbio em homens obesos com síndrome metabólica. O treinamento de força envolveu três séries de 10 RM em oito exercícios. O aeróbio consistia em sessões de 40 minutos a 85% da FCM. Ambos foram realizados 3 vezes por semana. De acordo com os resultados, os dois grupos obtiveram reduções similares na relação cintura-quadril, no entanto, apenas o treinamento de força induziu reduções no percentual de gordura e ganhos na massa magra.

Ross et al. (1996) dividiram 33 homens obesos em três grupos: 1) somente dieta; 2) dieta combinada com exercício aeróbio e; 3) dieta combinada com treinamento resistido. A dieta foi planejada para fornecer um déficit calórico de 1.000 kcal por dia, os treinos aeróbios tinham a duração de uma hora e foram realizados cinco vezes por semana, os de musculação ocorriam três vezes na semana, com apenas uma série de 8-12 repetições máximas (no tempo 4020) em oito exercícios. O gasto calórico de cada sessão de treino resistido foi estimado em 120 kcal, e nos aeróbios, em cerca de 360 kcal, o que resultaria em um gasto energético equivalente a 5.700 e 26.500, respectivamente, ao final do estudo. Apesar da enorme diferença no balanço calórico e do fato do grupo aeróbio ter realizado a atividade dentro da zona de queima de gordura, não houve diferença entre a perda de peso e de gordura entre os grupos. Aplicando o modelo matemático, poderia-se estimar que a musculação promoveria uma perda de peso adicional de menos de 1kg e o treino aeróbio uma perda de mais de 3kg. Mas, no caso do treinamento resistido, houve perda de 1,6kg, não significativa; no entanto, para o exercício aeróbio não houve vantagem aparente. Os resultados também demonstram ganhos de força, apesar do balanço calórico negativo, corroborando com outros estudos que demonstram ser possível obter adaptações positivas em termos de força e massa muscular mesmo em dietas hipocalóricas (Ryan et al., 1995; Bryner et al., 1999).

Em um estudo de 12 semanas, Broeder et al. (1997) dividiram 64 homens jovens em três grupos: 1) controle, 2) treino de *endurance* e 3) treino resistido. O resistido foi realizado em quatro sessões semanais (duas para parte superior e duas para parte inferior do tronco) e com séries máximas. O treinamento de *endurance* também foi realizado em quatro sessões semanais, chegando a 50 minutos a 85% da FC máxima, com inclusão de *fartlek* na últimas semanas. O treino de *endurance* reduziu o percentual de gordura de 18,4 para 16,5%, enquanto no treino de força a alteração foi de 21,8 para 18,7%, sem diferenças entre os grupos. Apenas o grupo que praticou treinamento de força obteve aumento na massa magra. Em um estudo anterior, Broeder et al. (1992b) haviam encontrado resultados similares.

Bryner et al. (1999) compararam os efeitos dos treinamentos com pesos e aeróbios em indivíduos obesos submetidos a uma dieta de 800 kcal. O grupo das atividades aeróbias se exercitou 4 vezes por semana durante uma hora. O grupo da musculação, só três vezes por semana em 10 exercícios, chegando a quatro séries de 8-15 repetições. Ambos obtiveram ganhos similares em VO_2máx e, apesar de todos perderem peso, os exercícios aeróbios causaram acentuada perda de massa magra (cerca de 4 quilos) e redução no metabolismo de repouso de +/- 200 kcal. Ao contrário da inconveniência dos resultados obtidos com treinamento de *endurance*, a musculação preservou tanto a massa magra quanto o metabolismo de repouso.

O estudo de Bryner é particularmente interessante por verificar manutenção de massa magra mesmo com uma dieta altamente restritiva; dados similares haviam sido reportados por Ballor et al. (1988). Os autores verificaram que a adição de treinamento de força a uma dieta hipocalórica (déficit calórico de 1.000 kcal/dia) faz com que mulheres obesas ganhem massa muscular e ainda reduzam o percentual de gordura de forma mais expressiva em comparação com a adoção de dieta somente.

Com relação aos efeitos posteriores, um estudo da Universidade de Vermont, no Canadá, comparou os efeitos do treinamento aeróbio com o de força na manutenção do peso pós-emagrecimento. Após um programa de perda de peso de 11 semanas, no qual houve redução média de 9 kg, Ballor et al. (1996) dividiram a amostra em dois grupos, os quais realizaram três sessões semanais de treinamento de força ou aeróbio pelas 12 semanas seguintes. O treinamento de força foi implementado com três séries de oito repetições a 80% de 1RM. Durante os treinos aeróbios foram realizados 60 minutos de caminhadas em intensidades superiores a 50% do $VO_2máx$. O metabolismo de repouso, avaliado entre 36 e 60 horas após a última sessão de exercício, sofreu alterações similares nos dois grupos. Somente o grupo que realizou atividades aeróbias perdeu peso, no entanto, houve expressiva perda de massa magra, desta forma, o percentual de gordura manteve-se inalterado. Com o treino de força, houve tendência do percentual de gordura ser reduzido, mas a diferença não foi significativa, e houve aumento da massa magra.

Há também estudos que não encontraram resultados positivos para musculação e apontaram vantagem para os exercícios aeróbios, como o de Glowacki et al. (2004), que dividiu 45 homens sedentários em 3 grupos: 1) treinamento de força, 2) treinamento aeróbio e 3) treinamento combinado. O estudo durou 12 semanas e o protocolo de treinamento de força foi baseado em percentuais de 1RM, variando em três séries de 10 repetições a 75%, 8 repetições a 80% e 6 repetições a 85% de 1RM. O treino aeróbio foi realizado de forma contínua, chegando a 40 minutos a 80% da FC máxima. O treino combinado envolvia a realização das duas atividades em dias alternados. Apenas o grupo que praticou o treino aeróbio obteve redução no percentual de gordura (-1,5%), no entanto, a comparação entre os grupos não revelou distinções significativas. Os ganhos de massa magra foram expressivos para o treino combinado e o treino resistido, com os valores apresentando-se significativamente maiores que os obtidos com o treino aeróbio.

O estudo de Smutok et al. (1993) também não encontrou resultados positivos para musculação. Neste estudo de 20 semanas, os autores dividiram 44 homens não treinados em três grupos: 1) treinamento aeróbio, 2) treinamento resistido e 3) controle. O treinamento resistido foi realizado três vezes por semana com duas séries de 12-15 repetições máximas em 11 exercícios, com intervalos de 90 segundos entre as séries. O aeróbio também foi realizado três vezes por semana, a intensidade foi mantida entre 75-85% da FC de reserva durante os 30 minutos de atividades. Os resultados das análises da composição corporal por meio da pesagem hidrostática mostraram que houve redução significativa no percentual de gordura apenas para o treino aeróbio (-1,6%), no entanto, as mudanças nos fatores de risco cardiovasculares foram similares para os dois tipos de exercício.

Deste modo, apesar de ser possível encontrar resultados controversos, a maior parte da literatura aponta que as formas tradicionalmente empregadas de musculação e aeróbios têm efeitos equivalentes na perda de gordura corporal, sendo que a musculação oferece sucesso maior na manutenção ou no aumento da massa muscular e da TMR. Isso pode ser particularmente importante para pessoas que passam por tratamentos ou condições que levam a uma combinação de ganho de gordura e perda de massa muscular, o que tem sido chamado por alguns autores de obesidade sarcopênica, como visto em idosos (Miller & Wolfe, 2008; Stenholm et al., 2008), portadores de câncer (Demark-Wahnefried et al., 2002; Prado et al., 2008), de artrite reumatoide (Giles et al., 2008), de síndrome cardiometabólica (Dominguez & Barbagallo, 2007), de Doença de Parkinson (Petroni et al., 2003) e outros. Esse padrão desproporcional de gordura e massa muscular também pode ser notado em pacientes com AIDS (Wang et al., 2001; Salomon et al., 2002; Hawkins, 2006). Além dos casos patológicos, a manutenção, ou aumento, da massa muscular e do metabolismo é importante por funcionalidade, por estética e para prevenir os ganhos de peso futuros tão comuns aos tratamentos para redução ponderal, tendo em vista a associação entre redução no metabolismo de repouso e ganho de peso já reportada anteriormente (Ravussin et al., 1988; Astrup et al., 1996; Astrup et al., 1999).

Musculação e emagrecimento

Apesar de todo o exposto, o simples fato de o emagrecimento promovido pela musculação se igualar ao promovido pelo aeróbio não pode ser visto como suficiente, pois já explanamos anteriormente que os resultados do exercício aeróbio tradicionalmente empregado são pouco significativos. É necessário, portanto, que, assim como foi proposto para o exercício aeróbio, se analisem criteriosamente os fatores envolvidos com a musculação para que se chegue a protocolos mais eficientes.

Nesse sentido, merecem destaques alguns estudos que usaram protocolos intensos, como foi o caso de Ibanez et al. (2005), que aplicaram um protocolo de treino periodizado envolvendo repetições máximas em mulheres com diabetes tipo II. Apesar das participantes terem aumentado a ingestão calórica em 15% e não ter havido aumento do gasto calórico total, a redução da gordura corporal foi de 10% em média! Um resultado que chama a atenção por ter revelado perda de gordura em pessoas com um aparente balanço calórico positivo. Cauza et al. (2005) reportaram resultados interessantes em diabéticos com apenas 6 séries semanais de musculação realizadas até a falha concêntrica, gerando números mais positivos que 30 minutos de atividades aeróbias três vezes na semana.

Resultados notáveis foram obtidos por Valente et al. (2011) e Ávila et al. (2010) ao adicionarem treinamento de força (8 a 12 repetições) a um programa de dieta em idosos obesos. A perda de peso do grupo que fez apenas dieta foi de 2%, contra 3,6% nos praticantes de musculação, no entanto, os resultados de composição corporal foram mais reveladores. Houve perda de 11,2% de gordura em quem praticou musculação e de apenas 0,2% em quem fez dieta.

A massa muscular aumentou 1,3% no grupo que praticou musculação e reduziu 2,7% no grupo que fez apenas aeróbio! Um estudo posterior de Antonio Paoli segue mostrando os efeitos positivos dos protocolos intensos de musculação. Durante 12 semanas, 60 idosos foram divididos em três grupos: um perfez 40 minutos de aeróbio a 50% da FCM; outro, um circuito com oito minutos de aeróbio a 50% da FCM seguido de cinco exercícios realizados a 15RM; e o terceiro, oito minutos de aeróbio (três minutos a 50% e um minuto a 75% da FCM) seguidos de cinco exercícios com pausa-descanso (6RM mais duas pausas de 20"). A dieta dos participantes não foi alterada. De acordo com os resultados, as perdas de gordura, os ganhos de massa muscular, as melhorias em lipídeos e na pressão arterial foram acentuadas em quem treinou em intensidades mais altas (Paoli et al., 2013). Anteriormente, Paoli et al. (2010) já haviam encontrado resultados similares quando compararam esses três protocolos em pessoas de meia idade sem obesidade.

Esses estudos sugerem que treinos de musculação intensos são eficientes em reduzir a gordura corporal, reforçando a importância da intensidade no processo de emagrecimento. E sua eficiência parece estar estreitamente relacionada às alterações agudas e crônicas que promovem no metabolismo.

Alterações no metabolismo em resposta ao treinamento resistido

O fato dos exercícios aeróbios produzirem perda de gordura similar, ou até inferior, à musculação é algo que foge à compreensão dos modelos metabólico e matemático, pois os protocolos de treinamento resistido empregados normalmente possuem gasto energético mais baixo e são realizados fora da zona de queima de gordura. Portanto, uma análise dos efeitos do treinamento resistido no metabolismo é importante para se tentar compreender as origens deste fenômeno e elaborar estratégias mais eficientes. Muitos fatores analisados são os mesmos tratados na abordagem bioquímica apresentada anteriormente, pois a musculação também pode atuar como um treinamento intervalado se planejada adequadamente, por conseguinte, as análises realizadas aqui serão referentes apenas a estudos específicos.

Efeitos agudos

Pelo que se tem notícia, o gasto energético após exercícios resistidos começou a ser avaliado na década de 1990. Em artigo de 1992, Elliot et al. (1992) compararam o gasto energético no período de duas horas após 40 minutos de três atividades diferentes: 1) esteira (80% da FC máxima), 2) treinamento em circuito (4 séries de 15 repetições a 50% de 1RM) e 3) treino de força (3 séries máximas com 80-90% de 1RM). Os resultados mostraram que o menor gasto calórico foi obtido após a realização de esteira, no entanto, os valores absolutos revelam diferenças de apenas 20 kcal.

Valores modestos também foram reportados por Burleson et al. (1998) ao compararem o comportamento do metabolismo de 15 homens jovens após um treinamento de circuito e um treino aeróbio contínuo na esteira. Os protocolos possuíam mesma duração (27 minutos) e tiveram o consumo de oxigênio igualados; o circuito foi realizado com repetições máximas a 60% de 1RM e o treinamento aeróbio a cerca de 45% do VO_2máx (velocidade entre 5,6 e 8 km/h). Os gastos calóricos das sessões foram iguais nos dois tipos de treino, entretanto, o consumo total de oxigênio nos primeiros 30 minutos após o exercício foram maiores para o treinamento de força (19 l) em comparação com a esteira (12,7 l).

Em um trabalho posterior, os resultados foram diferentes dos apresentados acima. Crommett & Kinzey (2004) tiveram a iniciativa pioneira de incluir obesos em seu estudo que comparou o EPOC de uma sessão de treinamento resistido e uma de exercícios aeróbios. O treinamento resistido foi composto de cinco exercícios realizados com três séries de 8-12 repetições a 70% de 10RM e um minuto de intervalo entre as séries. O treino aeróbio foi conduzido em um cicloergômetro a 60-65% do VO$_2$máx com a duração controlada para o treino gerar o gasto calórico equivalente ao treinamento resistido (+/- 12 minutos). Os resultados não revelaram diferenças no quociente respiratório (QR) nem no EPOC entre as atividades. Segundo os autores, tais números podem ser atribuídos à baixa duração dos treinos, que promoveram alterações modestas na homeostase, como se pode ver pelo gasto calórico de menos de 70 kcal.

Assim como nos treinos aeróbios, a intensidade do treino de força é determinante para a magnitude e duração do EPOC. Thornton & Potteiger (2002) estudaram os efeitos de treinos resistidos de trabalho iguais e diferentes intensidades no EPOC de nove mulheres jovens. O treinamento de baixa intensidade foi composto por duas séries de 15 repetições a 45% de 8RM, o de alta intensidade foi realizado em duas séries de oito repetições a 85% de 8RM. As avaliações – realizadas imediatamente pós-exercício e 20, 60 e 120 minutos após a sessão – mostraram que o treino de intensidade mais alta promovia maior consumo de oxigênio pós-exercício, apesar do consumo durante a atividade ser igual para os dois grupos.

No entanto, já expomos anteriormente que essas pequenas alterações quantitativas nas horas posteriores podem não ser relevantes para o emagrecimento promovido pela musculação, o que traz a necessidade de análises qualitativas ou de maior duração. Nesse sentido, em um trabalho clássico publicado no início da década de 1990, Melby et al. (1993) trazem os resultados de dois experimentos destinados a avaliar os efeitos do treinamento de força intenso no QR durante duas horas após seu término e na TMR medida 15 horas após a sessão em uma amostra de homens jovens. No primeiro experimento, o treino durou 90 minutos, com 10 exercícios realizados em seis séries até a fadiga a 70% da carga máxima (a carga foi ajustada para manter o mínimo de oito repetições). Os exercícios foram ordenados em *super-set* e havia um intervalo de três minutos entre o início de cada série do mesmo exercício. No segundo experimento, o número de séries foi reduzido para cinco e o intervalo entre o início das séries de um mesmo exercício foi aumentado para quatro minutos, pois alguns participantes não suportaram o primeiro protocolo. Além da diferença no treinamento, houve alterações nas análises do EPOC: no primeiro experimento, a comparação foi realizada com os valores pré-exercício, e no segundo, com um dia controle. Em ambos os experimentos houve um EPOC próximo de 7 litros e o QR caiu para valores inferiores a 0,65 nos primeiros 45 minutos após o exercício, permanecendo abaixo do normal 15 horas após a atividade, o que indica maior queima de gordura. Quinze horas após o treino, a TMR estava 9,4% e 4,7% mais alta que o normal no primeiro e segundo experimentos, respectivamente.

Em estudo similar ao anterior, Osterberg & Melby (2000) encontraram aumentos na oxidação de gordura após uma série de musculação em mulheres jovens. Em todas as séries foram realizadas 10 a 15 repetições máximas com intervalo de 2 a 3 minutos entre cada grupo de agonista/antagonista. Parâmetros metabólicos foram analisados nas manhãs anterior e posterior (aproximadamente 16 horas) à sessão de musculação. As comparações entre os testes mostram que houve elevação na taxa metabólica basal de 4,2%, no entanto, os valores mais expressivos foram relativos à queda no QR iniciada logo após o treino, que levou a uma oxidação de gordura, em média, 62% maior na manhã seguinte em comparação com os níveis de repouso!

Dados similares foram obtidos por pesquisadoras da Universidade Estadual do Arizona ao avaliarem o metabolismo de 20 mulheres pré-menopausa após o treinamento de força e compará-lo com um dia controle. As análises foram realizadas em três situações: 1) antes do treino; 2) durante os 45 minutos de treino (nove exercícios, com três séries de 10 repetições a 70% de 1RM e um minuto de intervalo entre as séries) e 3) nos 120 minutos após o treino. Nas duas horas após os exercícios houve um modesto EPOC (6,2 l), mas constatou-se queda considerável no QR, indicando maior utilização de gordura. Duas horas após o término da atividade, o QR permanecia significativamente mais baixo (0,770) do que o valor correspondente à situação controle (0.837), o que levava a um gasto de gordura 80% maior que o normal (Binzen et al., 2001). A queda no QR e o aumento na oxidação de gordura após o treino de força também foram identificados por Hunter et al. (2000), Gillette et al. (1994) e Ormsbee et al. (2007).

A duração das alterações no metabolismo tem estreita relação com o tipo de treino realizado, pois aqueles de intensidade baixa e/ou que produzem leves modificações nas reservas de glicogênio e nas proteínas musculares levarão a alterações modestas e de curta duração (Elliot et al., 1992; Burleson et al., 1998; Thornton & Potteiger, 2002; Crommett & Kinzey, 2004). No entanto, dependendo do protocolo, as elevações no gasto energético podem perdurar por diversas horas. Nesse sentido, em um estudo com jovens treinados, Schuenke et al. (2002) avaliaram o comportamento do EPOC após uma sessão de treinamento resistido, realizado com um protocolo que envolvia quatro séries de um circuito composto por supino reto, levantamento terra e agachamento, com dois minutos de intervalo entre cada atividade. Os exercícios foram realizados até a falha concêntrica, com uma carga equivalente a 10RM. As avaliações de metabolismo foram realizadas 34, 29, 24, 10 e 5 horas pré-exercício e imediatamente, 14, 19, 24, 38, 43 e 48 horas pós-exercício. De acordo com os resultados, o QR permanecia abaixo dos valores iniciais até 43 horas após o treino, concomitante com uma elevação no consumo de oxigênio, que permanecia significativa por dois dias a partir do fim da sessão.

Com base nestes resultados, pode-se sugerir que o maior gasto energético aliado a maior queima de gordura após o treinamento resistido pode ser um fator que ajuda a explicar a eficiência do treinamento resistido intenso no emagrecimento. No entanto, para otimizar as alterações metabólicas pós-treino, é importante escolher adequadamente o protocolo. Anteriormente, foi falado da importância da depleção de glicogênio para promover mudanças no metabolismo pós-exercício, entretanto, a recuperação dos tecidos proteicos também pode ter um papel importante no metabolismo.

A regeneração de proteínas é energicamente dispendiosa, sendo responsável por cerca de 20% do gasto energético de repouso em uma pessoa normal (Welle & Nair, 1990). Deste modo, assim como ocorre com o glicogênio, é provável que a energia necessária para recuperar a proteína muscular degradada seja obtida às custas da degradação das reservas de gordura. Assim, os protocolos que induzem microlesões podem ser interessantes por elevarem o metabolismo e favorecerem a queima de gordura.

Comprovando esta teoria, Dolezal et al. (2000) realizaram um estudo para verificarem se as lesões musculares influenciariam a TMR ao longo de 72 horas após o exercício em pessoas treinadas e não treinadas. As microlesões foram induzidas por meio de treino tipicamente tensional (para esclarecimentos sobre treinos de musculação, ver Gentil, 2014) composto por oito séries de 6RM no *leg press* no tempo 40X0 e 3 minutos de intervalo entre as séries. Os resultados revelaram que, em ambos os grupos, o metabolismo de repouso permanecia elevado por 48 horas após o treino. As elevações foram maiores em pessoas não treinadas, as quais sofreram maior quantidade de microlesões. Uma análise visual do gráfico apresentado pelos autores permite sugerir que o aumento nas pessoas não treinadas tenha sido de cerca de 2.000 KJ após 24 horas e de cerca de 1.200 após 48 horas, ou seja, cerca de 470 kcal e 280 kcal, respectivamente! Se pensarmos que os valores se referem a apenas uma sessão de treino, é possível que o resultado acumulado de várias sessões destinadas a grupamentos musculares diferentes poderia ser de grande relevância para o emagrecimento.

Mais recentemente, Hackney et al. (2008) analisaram os efeitos agudos de um protocolo de alto volume e ênfase na fase excêntrica (tempo 3010) no gasto energético de repouso de oito jovens treinados e oito não treinados. Os resultados mostraram que a TMR permanecia elevada após 48 horas em pessoas treinadas e até 72 horas em não treinadas. Para se ter uma ideia dos valores, após 72 horas a TMR permanecia 9,2% mais alta que o normal em pessoas não treinadas e atingia uma elevação de 7,9% nos treinados.

Posteriormente, Paschalis et al. (2011) compararam os efeitos de ações excêntricas e concêntricas no metabolismo e verificaram que, 48 horas após o término dos treinos, as ações excêntricas promoviam maior elevação no metabolismo de repouso, com redução na utilização de carboidratos e aumento na utilização de gorduras. Como as ações excêntricas são mais associadas às microlesões (Gentil, 2014), tais resultados reforçam a hipótese de que as microlesões promovem importantes alterações qualitativas e quantitativas no metabolismo de repouso.

Ressalte-se que tais alterações não são verificadas com corridas em declives (Kolkhorst et al., 1994; Thomas et al., 1994), o modelo mais usado para se induzir lesões por exercícios aeróbios, do que se conclui que o estímulo está associado à sinalização da hipertrofia em decorrência da microlesões e não somente às microlesões.

De fato, em termos bioquímicos, esta associação entre sinalização de hipertrofia e emagrecimento foi verificada em um estudo com ratos. De acordo com os resultados de Izumiya et al. (2008), a hipertrofia das fibras tipo II mediada pela ação da enzima Akt resulta na regressão da obesidade e promove incremento no metabolismo, melhorando a oxidação de ácidos graxos.

E essa relação entre o estado anabólico e o metabolismo de repouso é reforçada no estudo de Dolezal & Potteiger (1998), no qual se verificou claramente que as pessoas que ganhavam massa muscular aumentavam o metabolismo, enquanto as que perdiam, reduziam o metabolismo de repouso. Com base nisso, deve-se ter cuidado para equilibrar adequadamente a intensidade e o volume de treino. Isso é muito importante observar, tendo em vista a tendência natural das pessoas que buscam emagrecimento em exageraram um propriedade de exercícios, e estudos anteriores já mostraram que isso é associado a perda de massa muscular e a ganho de gordura (Gibbs et al., 2011).

Se o objetivo é criar uma demanda de recuperação das reservas de glicogênio e/ou dos tecidos proteicos, a intensidade do exercício é um componente essencial, e não necessariamente o volume. Um exemplo disso é o estudo de Heden et al. (2011), que não identificou diferenças entre a elevação do metabolismo de repouso após protocolos envolvendo uma ou três séries de exercícios. No ano seguinte, Paoli et al. (2012) compararam os efeitos de dois diferentes protocolos no metabolismo de homens jovens. Um protocolo envolvia 8 exercícios, realizados com quatro séries de 8-12 RM. O outro envolvia três exercícios realizados em pausa-descanso (6RM + 20 segundos de pausa + nova tentativa de repetições máximas + 20 segundos de pausa + outra tentativa), sendo três séries para o *leg press* e duas séries para o supino reto e puxada. Ou seja, o primeiro protocolo envolvia 32 séries totais e o segundo, apenas sete. Apesar da grande diferença no volume (3872 x 7835 kg para segundo e primeiro protocolos, respectivamente), o segundo protocolo promoveu maiores elevações nos níveis de lactato (10,5 x 5,1 mmol/L) e as avaliações realizadas 22 horas após os treinos mostraram maior gasto energético (2362 x 1999 kcal) e menor quociente respiratório (0,78 x 0,82) para o segundo protocolo, o que sugere superior utilização de gordura no período posterior ao treino.

Portanto, ao analisarmos as alterações agudas dos protocolos de treinamento resistido, podemos concluir que as atividades com potencial de obter melhores resultados são as de alta intensidade, seja por características metabólicas, seja por características tensionais, e não os protocolos de baixas cargas e muitas repetições comumente propostos. Em verdade, a utilização de protocolos de alto volume e baixa intensidade na musculação parece fruto do modelo aeróbio, pois se tentava enquadrar o treinamento resistido nos modelos metabólico ou matemático. Dessa forma, as evidências científicas vão contra o senso comum, que defende que um treino intenso, como o de hipertrofia, não seria eficiente para perda de gordura.

Efeitos crônicos

É muito comum se justificar a importância da musculação para manutenção do metabolismo por meio das alterações na massa magra, no entanto, deve-se ter em mente que, em termos quantitativos, a massa muscular tem efeito limitado no gasto energético de repouso. Os resultados de estudos anteriores revelam que o ganho de um quilo de massa magra leva a um aumento pequeno na TMR, algo entre 19,7 e 24,5 kcal por dia, com média de 21,5 (Arciero et al., 1993; Illner et al., 2000; Wang et al., 2000). Ao separar por componentes, Wang et al. (2000) mostram que 1kg de massa muscular tem uma TMR de apenas 13 kcal/dia, o que é pouco mais que o tecido adiposo (4,5 kcal.kg/dia), porém, muito inferior às taxas dos rins e coração (440 kcal.kg/dia), cérebro (240 kcal.kg/dia) e fígado (200 kcal.kg/dia), por exemplo. Portanto, a análise dos efeitos crônicos do treinamento resistido no metabolismo de repouso deve ir além do que o músculo gasta enquanto está em repouso.

Em 1994, Campbell et al. estudaram os efeitos de 12 semanas de treinamento resistido na composição corporal de idosos sedentários. O treinamento envolvia quatro exercícios (supino, puxada, extensão e flexão de joelhos), realizados com três séries a 80% de 1RM em uma velocidade lenta. A alimentação foi rigorosamente controlada e planejada para promover uma ingestão calórica equivalente ao gasto e manter o peso corporal. Ao final do estudo, não houve alterações no peso corporal, no entanto, o percentual de gordura foi diminuído em 2,2% e a massa gorda teve redução de 1,8 kg, com um aumento de 1,4 kg na massa magra. Um fato que chama a atenção é que houve aumento significativo no metabolismo de repouso ajustado pelo tecido metabolicamente ativo e pela massa magra.

No ano seguinte, Treuth et al. (1995) foram pioneiros ao usarem uma sala calorimétrica para analisarem o metabolismo de mulheres idosas antes e após 16 semanas de treinamento resistido. O treino de força foi realizado três vezes por semana com duas séries de 12 repetições submáximas (realizadas "confortavelmente"). A

permanência na sala calorimétrica foi no período
24 e 48 horas seguintes à ultima sessão de treino r
da TMR foi feita 48 horas após o treino. Este prot
intensidade não promoveu alterações na composição c
no gasto energético em 24 horas. Dos parâmetros quan
apenas a TMR aumentou significativamente. No entanto, a
qualitativas revelaram que a oxidação de gordura aumentou 92,8%
de carboidrato caiu 37% após o período de treino resistido.

Posteriormente, Hunter et al. (2000) examinaram os efeitos de 26 semanas de treinamento de força no metabolismo de idosos. O treino foi realizado três vezes por semana com três séries de 10 repetições entre 65-80% de 1RM. Ao final das 26 semanas, houve perda de gordura e ganho de massa magra; com relação ao metabolismo, os resultados indicaram um interessante aumento na TMR ajustada pela massa magra (avaliada 96 horas após a última sessão) e queda significativa no QR de repouso.

Em 2001, Lemmer et al. publicaram um estudo que procurou determinar os efeitos de 24 semanas de treinamento de força no metabolismo basal nos diferentes gêneros e idades. A amostra foi dividida em homens jovens (20-30 anos), mulheres jovens (20-30 anos), homens idosos (65-75 anos) e mulheres idosas (65-75 anos). O protocolo de treinamento empregado nas primeiras 12 semanas foi um *drop-set* (Gentil, 2014), iniciado com a carga de 5RM. Após a falha concêntrica, foram realizadas reduções progressivas na carga e o exercício prosseguia até se chegar a 15 repetições na cadência 3020. Nas 12 semanas seguintes, entretanto, o método foi um pouco confuso, as séries iniciavam com 50% de 1RM e aumentava-se a carga até não se conseguir finalizar uma repetição completa. Os resultados mostraram que tanto a TMR total quanto a TMR ajustada pela massa magra aumentaram após os seis meses de treinamento.

Usando um protocolo de baixo volume com metodologia similar ao *drop-set*, Pratley et al. (1994) avaliaram os níveis de hormônios adrenérgicos, a composição corporal e o metabolismo de repouso de homens idosos antes e após um programa de treinamento

ento de força foi composto por 14

na série. A série foi iniciada com

M; após a falha concêntrica, a

ramente até se completarem 15

ter sido mantida constante, o

o significativo na massa magra e a

contrados aumentos significativos

IR absoluta e ajustada pela massa

idas terem sido realizadas 22-24

...mento de força pode ter levado os autores a avaliarem os efeitos agudos do treinamento. Em um estudo similar, Ryan et al.(1995) usaram o mesmo protocolo de treinamento em mulheres idosas. Os resultados mostraram subida dos valores de TMR, diminuição do percentual de gordura e ganho de massa magra após as 16 semanas de estudo.

Essas evidências são particularmente interessantes na comparação entre as diferentes atividades, pois quando se realizam intervenções com o objetivo de reduzir o peso, um dos maiores problemas encontrados é a diminuição do metabolismo de repouso, ou seja, passa-se a utilizar menos energia, o que facilita a recuperação da gordura perdida. Diversos estudos mostram um favorecimento do treinamento de força nesse aspecto, pois o condicionamento aeróbio em si tem pouca influência no gasto energético de repouso (Bingham et al., 1989; Broeder et al., 1992a; Wilmore et al., 1999). A musculação, por outro lado, mostra resultados interessantes, pois há evidências de maior uso de energia por unidade de massa magra (Campbell et al., 1994; Bryner et al., 1999; Hunter et al., 2000; Lemmer et al., 2001), revelando que a elevação do metabolismo de repouso advinda do treinamento com pesos pode ir além do ganho de massa muscular.

A elevação do metabolismo corrigido pela massa magra pode ter diversas causas, como aumento do *turnover* proteico, aumento na quantidade total e relativa de proteína muscular, reabastecimento das reservas de glicogênio, reparo de lesões musculares, retorno dos íons aos seus compartimentos e mudança nas concentrações hormonais. Este fato parece ser relacionado com a intensidade e o estado nutricional, pois em caso de treinos de baixa intensidade e restrição calórica severa não parece haver alteração (Dolezal & Potteiger, 1998; Bryner et al., 1999). Entretanto, mesmo que não seja verificado aumento do metabolismo corrigido pela massa magra, os estudos Dolezal & Potteiger (1998) e Bryner et al. (1999) verificaram que havia manutenção deste parâmetro com o treino de força, enquanto a realização de atividade aeróbia levava a uma queda significativa.

Referências bibliográficas

Arciero PJ, Goran MI & Poehlman ET. (1993). Resting metabolic rate is lower in women than in men. *J Appl Physiol* **75**, 2514-2520.

Astrup A, Buemann B, Toubro S, Ranneries C & Raben A. (1996). Low resting metabolic rate in subjects predisposed to obesity: a role for thyroid status. *Am J Clin Nutr* **63**, 879-883.

Astrup A, Gotzsche PC, van de Werken K, Ranneries C, Toubro S, Raben A & Buemann B. (1999). Meta-analysis of resting metabolic rate in formerly obese subjects. *Am J Clin Nutr* **69**, 1117-1122.

Avila JJ, Gutierres JA, Sheehy ME, Lofgren IE & Delmonico MJ. (2010). Effect of moderate intensity resistance training during weight loss on body composition and physical performance in overweight older adults. *Eur J Appl Physiol* **109**, 517-525.

Ballor DL, Harvey-Berino JR, Ades PA, Cryan J & Calles-Escandon J. (1996). Contrasting effects of resistance and aerobic training on body composition and metabolism after diet-induced weight loss. *Metabolism* **45**, 179-183.

Ballor DL, Katch VL, Becque MD & Marks CR. (1988). Resistance weight training during caloric restriction enhances lean body weight maintenance. *Am J Clin Nutr* **47**, 19-25.

Ballor DL & Poehlman ET. (1992). Resting metabolic rate and coronary-heart-disease risk factors in aerobically and resistance-trained women. *Am J Clin Nutr* **56**, 968-974.

Banz WJ, Maher MA, Thompson WG, Bassett DR, Moore W, Ashraf M, Keefer DJ & Zemel MB. (2003). Effects of resistance versus aerobic training on coronary artery disease risk factors. *Exp Biol Med (Maywood)* **228**, 434-440.

Bingham SA, Goldberg GR, Coward WA, Prentice AM & Cummings JH. (1989). The effect of exercise and improved physical fitness on basal metabolic rate. *Br J Nutr* **61,** 155-173.

Binzen CA, Swan PD & Manore MM. (2001). Postexercise oxygen consumption and substrate use after resistance exercise in women. *Med Sci Sports Exerc* **33,** 932-938.

Broeder CE, Burrhus KA, Svanevik LS, Volpe J & Wilmore JH. (1997). Assessing body composition before and after resistance or endurance training. *Med Sci Sports Exerc* **29,** 705-712.

Broeder CE, Burrhus KA, Svanevik LS & Wilmore JH. (1992a). The effects of aerobic fitness on resting metabolic rate. *Am J Clin Nutr* **55,** 795-801.

Broeder CE, Burrhus KA, Svanevik LS & Wilmore JH. (1992b). The effects of either high-intensity resistance or endurance training on resting metabolic rate. *Am J Clin Nutr* **55,** 802-810.

Bryner RW, Ullrich IH, Sauers J, Donley D, Hornsby G, Kolar M & Yeater R. (1999). Effects of resistance vs. aerobic training combined with an 800 calorie liquid diet on lean body mass and resting metabolic rate. *J Am Coll Nutr* **18,** 115-121.

Burleson MA, Jr., O'Bryant HS, Stone MH, Collins MA & Triplett-McBride T. (1998). Effect of weight training exercise and treadmill exercise on post-exercise oxygen consumption. *Med Sci Sports Exerc* **30,** 518-522.

Campbell WW, Crim MC, Young VR & Evans WJ. (1994). Increased energy requirements and changes in body composition with resistance training in older adults. *Am J Clin Nutr* **60,** 167-175.

Cauza E, Hanusch-Enserer U, Strasser B, Ludvik B, Metz-Schimmerl S, Pacini G, Wagner O, Georg P, Prager R, Kostner K, Dunky A & Haber P. (2005). The relative benefits of endurance and strength training on the metabolic factors and muscle function of people with type 2 diabetes mellitus. *Arch Phys Med Rehabil* **86,** 1527-1533.

Crommett AD & Kinzey SJ. (2004). Excess postexercise oxygen consumption following acute aerobic and resistance exercise in women who are lean or obese. *J Strength Cond Res* **18,** 410-415.

Demark-Wahnefried W, Kenyon AJ, Eberle P, Skye A & Kraus WE. (2002). Preventing sarcopenic obesity among breast cancer patients who receive adjuvant chemotherapy: results of a feasibility study. *Clin Exerc Physiol* **4,** 44-49.

Dolezal BA & Potteiger JA. (1998). Concurrent resistance and endurance training influence basal metabolic rate in nondieting individuals. *J Appl Physiol* **85,** 695-700.

Dolezal BA, Potteiger JA, Jacobsen DJ & Benedict SH. (2000). Muscle damage and resting metabolic rate after acute resistance exercise with an eccentric overload. *Med Sci Sports Exerc* **32,** 1202-1207.

Dominguez LJ & Barbagallo M. (2007). The cardiometabolic syndrome and sarcopenic obesity in older persons. *J Cardiometab Syndr* **2,** 183-189.

Elliot D, Goldberg L & Kuehl K. (1992). Effects of resistance training on postexercise oxygen consumption. *Journal of Strength and Conditioning Research* **6,** 77-81.

Fleck SJ & Kraemer WJ. (2004). *Designing Resistance Training Programs.* Human Kinetics, Champaing, IL.

Geliebter A, Maher MM, Gerace L, Gutin B, Heymsfield SB & Hashim SA. (1997). Effects of strength or aerobic training on body composition, resting metabolic rate, and peak oxygen consumption in obese dieting subjects. *Am J Clin Nutr* **66,** 557-563.

Gentil P. (2014). *Bases Científicas do Treinamento de Hipertrofia.* CreateSpace, Charleston.

Gibbs JC, Williams NI, Scheid JL, Toombs RJ & De Souza MJ. (2011). The association of a high drive for thinness with energy deficiency and severe menstrual disturbances: confirmation in a large population of exercising women. *Int J Sport Nutr Exerc Metab* **21**, 280-290.

Giles JT, Ling SM, Ferrucci L, Bartlett SJ, Andersen RE, Towns M, Muller D, Fontaine KR & Bathon JM. (2008). Abnormal body composition phenotypes in older rheumatoid arthritis patients: association with disease characteristics and pharmacotherapies. *Arthritis Rheum* **59**, 807-815.

Gillette CA, Bullough RC & Melby CL. (1994). Postexercise energy expenditure in response to acute aerobic or resistive exercise. *Int J Sport Nutr* **4**, 347-360.

Glowacki SP, Martin SE, Maurer A, Baek W, Green JS & Crouse SF. (2004). Effects of resistance, endurance, and concurrent exercise on training outcomes in men. *Med Sci Sports Exerc* **36**, 2119-2127.

Goldber L, Elliot D & Kuehl K. (1994). A comparison of the cardiovascular effects of running and weight training. *J Strength Cond Res* **8**, 219-224.

Grund A, Krause H, Kraus M, Siewers M, Rieckert H & Muller MJ. (2001). Association between different attributes of physical activity and fat mass in untrained, endurance- and resistance-trained men. *Eur J Appl Physiol* **84**, 310-320.

Hackney KJ, Engels HJ & Gretebeck RJ. (2008). Resting energy expenditure and delayed-onset muscle soreness after full-body resistance training with an eccentric concentration. *J Strength Cond Res* **22**, 1602-1609.

Hagberg JM, Graves JE, Limacher M, Woods DR, Leggett SH, Cononie C, Gruber JJ & Pollock ML. (1989). Cardiovascular responses of 70- to 79-yr-old men and women to exercise training. *J Appl Physiol* **66**, 2589-2594.

Hawkins T. (2006). Appearance-related side effects of HIV-1 treatment. *AIDS Patient Care STDS* **20**, 6-18.

Heden T, Lox C, Rose P, Reid S & Kirk EP. (2011). One-set resistance training elevates energy expenditure for 72 h similar to three sets. *Eur J Appl Physiol* **111**, 477-484.

Hill JO & Wyatt HR. (2005). Role of physical activity in preventing and treating obesity. *J Appl Physiol* **99**, 765-770.

Hunter GR, Wetzstein CJ, Fields DA, Brown A & Bamman MM. (2000). Resistance training increases total energy expenditure and free-living physical activity in older adults. *J Appl Physiol* **89**, 977-984.

Ibanez J, Izquierdo M, Arguelles I, Forga L, Larrion JL, Garcia-Unciti M, Idoate F & Gorostiaga EM. (2005). Twice-weekly progressive resistance training decreases abdominal fat and improves insulin sensitivity in older men with type 2 diabetes. *Diabetes Care* **28**, 662-667.

Illner K, Brinkmann G, Heller M, Bosy-Westphal A & Muller MJ. (2000). Metabolically active components of fat free mass and resting energy expenditure in nonobese adults. *Am J Physiol Endocrinol Metab* **278**, E308-315.

Izumiya Y, Hopkins T, Morris C, Sato K, Zeng L, Viereck J, Hamilton JA, Ouchi N, LeBrasseur NK & Walsh K. (2008). Fast/Glycolytic muscle fiber growth reduces fat mass and improves metabolic parameters in obese mice. *Cell Metab* **7**, 159-172.

Kolkhorst FW, Londeree BR & Thomas TR. (1994). Effects of consecutive exercise days of jogging or cycling on the resting metabolic rate and nitrogen balance. *J Sports Med Phys Fitness* **34**, 343-350.

Kraemer WJ, Volek JS, Clark KL, Gordon SE, Puhl SM, Koziris LP, McBride JM, Triplett-McBride NT, Putukian M, Newton RU, Hakkinen K, Bush JA & Sebastianelli WJ. (1999). Influence of exercise training on physiological and performance changes with weight loss in men. *Med Sci Sports Exerc* **31**, 1320-1329.

Lee A, Craig B, Lucas J, Pohlman R & Stelling H. (1992). The effects of endurance training, weight training and a combination of endurance and weight training upon the blood lipid profile of young male subjects. *J Strength Cond Res* **4**, 68-75.

Lemmer JT, Ivey FM, Ryan AS, Martel GF, Hurlbut DE, Metter JE, Fozard JL, Fleg JL & Hurley BF. (2001). Effect of strength training on resting metabolic rate and physical activity: age and gender comparisons. *Med Sci Sports Exerc* **33**, 532-541.

Mekary RA, Grontved A, Despres J, De Moura LP, Asgarzadeh M, Willett WC, Rimm EB, Giovannucci E & Hu FB. (2014). Weight training, aerobic physical activities, and long-term waist circumference change in men. *Obesity (Silver Spring)*.

Melby C, Scholl C, Edwards G & Bullough R. (1993). Effect of acute resistance exercise on postexercise energy expenditure and resting metabolic rate. *J Appl Physiol* **75**, 1847-1853.

Miller SL & Wolfe RR. (2008). The danger of weight loss in the elderly. *J Nutr Health Aging* **12**, 487-491.

Ormsbee MJ, Thyfault JP, Johnson EA, Kraus RM, Choi MD & Hickner RC. (2007). Fat Metabolism and Acute Resistance Exercise in Trained Men. *J Appl Physiol*.

Osterberg KL & Melby CL. (2000). Effect of acute resistance exercise on postexercise oxygen consumption and resting metabolic rate in young women. *Int J Sport Nutr Exerc Metab* **10**, 71-81.

Paoli A, Moro T, Marcolin G, Neri M, Bianco A, Palma A & Grimaldi K. (2012). High-Intensity Interval Resistance Training (HIRT) influences resting energy expenditure and respiratory ratio in non-dieting individuals. *J Transl Med* **10**, 237.

Paoli A, Pacelli F, Bargossi AM, Marcolin G, Guzzinati S, Neri M, Bianco A & Palma A. (2010). Effects of three distinct protocols of fitness training on body composition, strength and blood lactate. *J Sports Med Phys Fitness* **50**, 43-51.

Paoli A, Pacelli QF, Moro T, Marcolin G, Neri M, Battaglia G, Sergi G, Bolzetta F & Bianco A. (2013). Effects of high-intensity circuit training, low-intensity circuit training and endurance training on blood pressure and lipoproteins in middle-aged overweight men. *Lipids Health Dis* **12**, 131.

Park SK, Park JH, Kwon YC, Kim HS, Yoon MS & Park HT. (2003). The effect of combined aerobic and resistance exercise training on abdominal fat in obese middle-aged women. *J Physiol Anthropol Appl Human Sci* **22**, 129-135.

Paschalis V, Nikolaidis MG, Theodorou AA, Panayiotou G, Fatouros IG, Koutedakis Y & Jamurtas AZ. (2011). A weekly bout of eccentric exercise is sufficient to induce health-promoting effects. *Med Sci Sports Exerc* **43**, 64-73.

Petroni ML, Albani G, Bicchiega V, Baudo S, Vinci C, Montesano A, Izzo G, Bertocco P, Mazzotta S, Zorzetto E, Balzola F & Mauro A. (2003). Body composition in advanced-stage Parkinson's disease. *Acta Diabetol* **40 Suppl 1,** S187-190.

Prado CM, Lieffers JR, McCargar LJ, Reiman T, Sawyer MB, Martin L & Baracos VE. (2008). Prevalence and clinical implications of sarcopenic obesity in patients with solid tumours of the respiratory and gastrointestinal tracts: a population-based study. *Lancet Oncol* **9**, 629-635.

Pratley R, Nicklas B, Rubin M, Miller J, Smith A, Smith M, Hurley B & Goldberg A. (1994). Strength training increases resting metabolic rate and norepinephrine levels in healthy 50 to 65 yr old men. *J Appl Physiol* **76**, 133-137.

Ravussin E, Lillioja S, Knowler WC, Christin L, Freymond D, Abbott WG, Boyce V, Howard BV & Bogardus C. (1988). Reduced rate of energy expenditure as a risk factor for body-weight gain. *N Engl J Med* **318,** 467-472.

Ross R, Rissanen J, Pedwell H, Clifford J & Shragge P. (1996). Influence of diet and exercise on skeletal muscle and visceral adipose tissue in men. *J Appl Physiol* **81,** 2445-2455.

Ryan AS, Pratley RE, Elahi D & Goldberg AP. (1995). Resistive training increases fat-free mass and maintains RMR despite weight loss in postmenopausal women. *J Appl Physiol* **79,** 818-823.

Salomon J, de Truchis P & Melchior JC. (2002). Body composition and nutritional parameters in HIV and AIDS patients. *Clin Chem Lab Med* **40,** 1329-1333.

Schuenke MD, Mikat RP & McBride JM. (2002). Effect of an acute period of resistance exercise on excess post-exercise oxygen consumption: implications for body mass management. *Eur J Appl Physiol* **86,** 411-417.

Smutok MA, Reece C, Kokkinos PF, Farmer C, Dawson P, Shulman R, DeVane-Bell J, Patterson J, Charabogos C, Goldberg AP & et al. (1993). Aerobic versus strength training for risk factor intervention in middle-aged men at high risk for coronary heart disease. *Metabolism* **42,** 177-184.

Stenholm S, Harris TB, Rantanen T, Visser M, Kritchevsky SB & Ferrucci L. (2008). Sarcopenic obesity: definition, cause and consequences. *Curr Opin Clin Nutr Metab Care* **11,** 693-700.

Thomas TR, Londeree BR & Lawson DA. (1994). Prolonged recovery from eccentric versus concentric exercise. *Can J Appl Physiol* **19,** 441-450.

Thornton MK & Potteiger JA. (2002). Effects of resistance exercise bouts of different intensities but equal work on EPOC. *Med Sci Sports Exerc* **34,** 715-722.

Treuth MS, Hunter GR, Weinsier RL & Kell SH. (1995). Energy expenditure and substrate utilization in older women after strength training: 24-h calorimeter results. *J Appl Physiol* **78**, 2140-2146.

Valente EA, Sheehy ME, Avila JJ, Gutierres JA, Delmonico MJ & Lofgren IE. (2011). The effect of the addition of resistance training to a dietary education intervention on apolipoproteins and diet quality in overweight and obese older adults. *Clin Interv Aging* **6**, 235-241.

Wallace MB, Mills BD & Browning CL. (1997). Effects of cross-training on markers of insulin resistance/hyperinsulinemia. *Med Sci Sports Exerc* **29**, 1170-1175.

Wang Z, Heo M, Lee RC, Kotler DP, Withers RT & Heymsfield SB. (2001). Muscularity in adult humans: proportion of adipose tissue-free body mass as skeletal muscle. *Am J Hum Biol* **13**, 612-619.

Wang Z, Heshka S, Gallagher D, Boozer CN, Kotler DP & Heymsfield SB. (2000). Resting energy expenditure-fat-free mass relationship: new insights provided by body composition modeling. *Am J Physiol Endocrinol Metab* **279**, E539-545.

Welle S & Nair KS. (1990). Relationship of resting metabolic rate to body composition and protein turnover. *Am J Physiol* **258**, E990-998.

Wilmore JH, Despres JP, Stanforth PR, Mandel S, Rice T, Gagnon J, Leon AS, Rao D, Skinner JS & Bouchard C. (1999). Alterations in body weight and composition consequent to 20 wk of endurance training: the HERITAGE Family Study. *Am J Clin Nutr* **70**, 346-352.

Prescrição de treinos de musculação

Em revisão de literatura, foi possível encontrar estudos em que se obteve perda de gordura e outros que não apresentaram resultados significativos com treinamento resistido. No entanto, a análise dos treinos de musculação é delicada, pois os protocolos podem ter variações muito grandes, o que não permite uma conclusão absoluta com relação à modalidade, mas sim quanto aos métodos empregados.

A abordagem mais comum para prescrição de treinos de musculação com objetivo de emagrecimento é o emprego de treinos de muitas repetições e pouca carga, como séries submáximas na casa das 20 repetições, por exemplo. Esta crença está historicamente associada à ideia de que há um treino específico para emagrecer, como o famoso treino de definição, e que ele deve se aproximar do treinamento aeróbio. No entanto, a análise das evidências científicas revela que o estímulo de força escolhido para promover emagrecimento deve ser o de alta intensidade. Se verificarmos os estudos que encontraram alterações favoráveis na composição corporal (Goldber et al., 1994; Ross et al., 1996; Zachwieja et al., 1996; Dolezal & Potteiger, 1998; Kraemer et al., 1999; Banz et al., 2003; Cauza et al., 2005; Ibanez et al., 2005; Gillies et al., 2006; Paoli et al., 2010; Valente et al., 2011), notamos que os protocolos estavam mais próximos de treinos de hipertrofia, enquanto a adoção de séries de baixa intensidade mostrou poucos resultados (Sweeney et al., 1993, Glowacki et al., 2004, Harber et al., 2004; Kwon et al., 2011).

Estudos que mostraram alterações agudas (Melby et al., 1993; Dolezal et al., 2000; Osterberg & Melby, 2000) e crônicas no metabolismo (Pratley et al., 1994; Ryan et al., 1995; Lemmer et al., 2001) também usaram treinos intensos. Novamente, a prática de treinos em circuitos, com muitas repetições e/ou cargas reduzidas não trouxeram resultados animadores (Elliot et al., 1992; Burleson et al., 1998; Thornton & Potteiger, 2002; Crommett & Kinzey, 2004).

E é paradoxal ver a adoção de protocolos de baixa intensidade, pois mesmo que se escolhesse a abordagem matemática e o objetivo fosse promover um gasto calórico mais alto, o indicado seriam treinos com cargas mais altas e velocidades elevadas, pois velocidade e carga têm uma relação direta com o gasto energético. Diversos estudos anteriores verificaram que, quanto maior a velocidade do movimento, maior o trabalho realizado e maior o gasto energético (Lachance & Hortobagyi, 1999; Hunter et al., 2003; Buitrago et al., 2012). Lachance & Hortobagyi (1999), por exemplo, compararam os efeitos agudos das cadências 2020, 4020 e livre (escolhida naturalmente pelo executante) nas barras e flexões de braço e constataram que, apesar de se permanecer menos tempo em atividade, a cadência livre proporcionava maior gasto energético. De fato, para se igualarem os gastos energéticos obtidos nas velocidades escolhidas pelo executante, seria necessário passar 25% e 49% mais tempo executando as cadências 2020 e 4020, respectivamente. Posteriormente, Buitrago et al. (2012) encontraram resultados similares ao compararem as velocidades 4141, 2121, 1111 e máxima. Em estudo anterior, Hunter et al. (2003) compararam o método super lento (10 segundos na fase concêntrica e 5 na excêntrica) e tradicional (aproximadamente 1010) e verificaram que as velocidades mais altas levam a um gasto energético 48% maior, apesar de passar apenas 16 segundos em atividade comparado com 120 segundos durante o superlento.

Quanto à carga, o trabalho realizado por unidade de energia gasta diminui à medida que as cargas aumentam. Para uma mesma velocidade de execução no supino reto, por exemplo, ao se utilizar 80% de 1RM, a energia gasta por repetição é 12 vezes maior que a despendida ao se utilizar 20% de 1RM (Hunter et al., 1988), ou seja, para se igualar o gasto calórico de 6 repetições com 80% de 1 RM teriam que ser realizadas 72 repetições com 20% de 1RM, com a desvantagem deste último protocolo dificilmente produzir hipertrofia. A adoção de velocidades mais altas também oferece vantagem adicional, pois permite que se realizem mais repetições com mesma carga ou que se use mais carga para um mesmo número de repetições, o que favoreceria o gasto energético.

Apesar da abordagem matemática ter graves limitações, como visto anteriormente, esta questão do gasto calórico por unidade de tempo pode ser particularmente interessante caso se pretenda simular um treino intervalado dentro da sala de musculação. Neste caso, devem-se buscar estratégias que causem alterações agudas expressivas para simular os tiros, e isso seria feito com cargas e velocidades altas.

Caso o objetivo seja um direcionamento mais específico, podem-se usar eventualmente treinamentos em circuito com a incorporação de tiros no meio do treino de musculação, aproximando-se da proposta dos treinos intervalados de alta intensidade apresentada no capítulo anterior, o que recebe o nome de treinamento resistido intervalado de alta intensidade (Paoli et al., 2010; Paoli et al., 2013).

Saindo da questão do gasto energético promovido pelo treino e pensando nas alterações posteriores, a síntese proteica parece ser um dos fatores responsáveis por elevar o metabolismo de forma mais prolongada, portanto, as séries mais indicadas seriam as que gerassem uma demanda por construção muscular, pois esta construção requereria elevação do metabolismo de repouso, o que ocorreria à custa da gordura (considerando-se uma dieta adequada). Portanto, pode-se concluir que o treino de musculação com o objetivo de emagrecimento deve ser feito de forma intensa, podendo 1) simular um treino intervalado ou 2) seguindo os mesmos princípios e métodos recomendados para os ganhos de massa muscular citados anteriormente (Gentil, 2014).

A seguir, serão expostos os exemplos de prescrição de treino de musculação para emagrecimento, lembrando que a prescrição de atividades físicas deve sempre ser realizada por um profissional competente e ser precedida de avaliação física e clínica para assegurar que os treinos sejam seguros e eficientes.

Na sequência, exemplos e orientação para prescrição de treinos para emagrecimento segundo o modelo de treinos intervalados ou treinamento intervalado resistido de alta intensidade.

Iniciante

Devido à baixa tolerância às atividades físicas em alguns casos, é recomendado que sejam empregadas algumas de duração mais curta e intensidade baixa. Para promover a adaptação ao exercício cíclico e possibilitar a realização futura de treinos intervalados, sugere-se inserir exercícios aeróbios nos treinos de musculação. Este exercício aeróbio poderá ser realizado de forma intermitente, em duração de 5 a 15 minutos na intensidade do limiar anaeróbio. Vimos anteriormente que a atividade não precisa ser contínua nem exceder 20 minutos para promover perda de gordura, portanto, a utilização do padrão intermitente pode aumentar a tolerância e tornar o treino mais motivador sem perder a eficiência.

É importante observar os aspectos relacionados anteriormente sobre escolha da atividade cíclica e controle de intensidade. A seleção dos exercícios de musculação, quantidade de repetições e velocidade segue os princípios explicados em outro livro (Gentil, 2014). Alguns fatores que devem ser destacadas no iniciante são o controle de velocidade e a falta de necessidade de se levar as repetições até a falha concêntrica.

Com relação à segurança cardiovascular, há uma crença de que, antes de se prescreverem os exercícios resistidos, seria necessário iniciar com treinos aeróbios de baixa intensidade e longa duração para prevenir que ocorram adaptações patológicas. Alguns autores sugerem que o treino resistido de alta intensidade causa adaptações morfológicas similares à hipertensão, pois em ambos os casos há bombeamento de sangue contra pressões elevadas, o que causaria aumento das paredes do miocárdio sem aumentar o volume ventricular e prejudicaria a função cardíaca. No entanto, diversos estudos comprovam que a hipertrofia havida em função do treinamento de força é fisiológica e não causa prejuízos funcionais (Spirito et al., 1994; Di Bello et al., 1997; Douglas et al., 1997; George et al., 1998; Haykowsky et al., 2000), portanto, a realização de uma base aeróbia antes da prática de musculação ou mesmo a inserção de atividades aeróbias não é uma obrigação, de modo que a musculação pode ser realizada tranquilamente sem o temor de riscos ao sistema cardiovascular.

No exemplo de treino a seguir, foi realizado circuito com inclusão de exercício aeróbio ao final de cada passagem, com isso, o treinamento ficaria dinâmico e o aluno se adaptaria à atividade cíclica para que posteriormente pudesse progredir em intensidade até realizar os treinos intervalados.

Exercícios	Séries	Repetições	Velocidade	Intervalo
Supino inclinado na barra		15	2010	Circuito (sem intervalo)
Leg press	2	15	2010	
Puxada pela frente		15	2010	
Esteira 5 minutos no limiar anaeróbio				

Intermediários

Nesta fase, há redução na duração dos exercícios cíclicos (esteira, bicicleta, elípticos...) concomitante com o aumento das velocidades, deixando a intensidade acima do limiar anaeróbio.

Os treinos de musculação também serão realizados com velocidades e cargas mais altas, aproximando-se do conceito de treino intervalado. É importante ter especial atenção com a técnica e a escolha dos exercícios quando se usarem velocidades altas para não perder a qualidade dos movimentos nem aumentar o risco de lesões.

Deve-se ressaltar que neste momento a intensidade dos treinos de musculação já começa a se aproximar da máxima, ou seja, o aluno deve realizar as séries dentro da margem estabelecida de repetições e aumentar a carga conforme consiga realizar uma quantidade superior à estabelecida.

Caso se opte por diminuir a interferência das atividades cíclicas nos treinos de membros inferiores, deve-se escolher realizar o treino de força no início da série.

No exemplo a seguir são executadas passagens pela esteira em intensidade mais alta e depois são realizados os treinos para grupos musculares específicos. Observe que a velocidade de movimento é um pouco mais elevada e que os intervalos entre as séries são controlados.

Exercícios	Séries	Repetições	Velocidade	Intervalo
Leg press	2	12-15	20X0	60"
Bicicleta – 2' a 100% da iVO2máx				
Supino inclinado	2	12-15	20X0	60"
Bicicleta – 2' a 100% da iVO2máx				
Mesa Flexora	2	12-15	20X0	60"
Bicicleta – 2' a 100% da iVO2máx				
Remada sentada	2	12-15	20X0	60"
Bicicleta – 2' a 100% da iVO2máx				
Flexão de tronco	2	12-15	20X0	60"
Bicicleta – 2' a 100% da iVO2máx				

Avançados

Os treinos de musculação serão realizados com velocidades e cargas elevadas em *super-set*, usando preferencialmente a ordem agonista-antagonista. Esta abordagem se aproxima dos métodos usados por Melby et al. (1993) e Osterberg & Melby (2000), mas com adequações metodológicas em volume e intensidade propostas anteriormente (Gentil, 2014).

Entre cada grupo de exercícios, serão realizados tiros com intensidade alta e curta duração (30" a 1'), que podem também ser feitos entre as séries, como no exemplo abaixo. Devido à curta duração dos estímulos e à interferência do treinamento de força, a intensidade deverá ser controlada pela percepção de esforço e/ou pela performance.

Exercícios	Séries	Repetições	Velocidade	Intervalo
Treino A				
Bicicleta –30 segundos máximos				
Paralela	2	12-15	10X0	30"
Barra fixa		12-15	10X0	
Bicicleta –30 segundos máximos				
Supino reto	2	12-15	10X0	30"
Remade sentada		12-15	10X0	
Bicicleta –30 segundos máximos				
Supino inclinado	2	12-15	10X0	30"
Puxada pela frente		12-15	10X0	
Bicicleta –30 segundos máximos				
Flexão de tronco	3	12-15	10X0	60"
Bicicleta –30 segundos máximos				
Treino B				
Afundo	2	12-15	10X0	30"*
Leg press	2	12-15	10X0	30"
Stiff		12-15	10X0	
Cadeira extensora	2	12-15	10X0	30"
Mesa flexora		12-15	10X0	

* intervalo entre as pernas direita e esquerda

	Segunda	Terça	Quarta	Quinta	Sexta	Sábado
Semana 1	A		B		A	
Semana 2	B		A		B	

Outra abordagem que poderia ser usada com alunos avançados são os treinos de hipertrofia propriamente ditos, pois tanto as alterações agudas quanto as crônicas provenientes do processo de construção muscular, apresentadas anteriormente, favorecem a perda de gordura a longo prazo. As informações detalhadas sobre a elaboração desse tipo de treino poderão ser encontradas em outro livro (Gentil, 2014),

Referências bibliográficas

Banz WJ, Maher MA, Thompson WG, Bassett DR, Moore W, Ashraf M, Keefer DJ & Zemel MB. (2003). Effects of resistance versus aerobic training on coronary artery disease risk factors. *Exp Biol Med (Maywood)* **228**, 434-440.

Buitrago S, Wirtz N, Yue Z, Kleinoder H & Mester J. (2012). Effects of load and training modes on physiological and metabolic responses in resistance exercise. *Eur J Appl Physiol* **112**, 2739-2748.

Burleson MA, Jr., O'Bryant HS, Stone MH, Collins MA & Triplett-McBride T. (1998). Effect of weight training exercise and treadmill exercise on post-exercise oxygen consumption. *Med Sci Sports Exerc* **30**, 518-522.

Cauza E, Hanusch-Enserer U, Strasser B, Ludvik B, Metz-Schimmerl S, Pacini G, Wagner O, Georg P, Prager R, Kostner K, Dunky A & Haber P. (2005). The relative benefits of endurance and strength training on the metabolic factors and muscle function of people with type 2 diabetes mellitus. *Arch Phys Med Rehabil* **86**, 1527-1533.

Crommett AD & Kinzey SJ. (2004). Excess postexercise oxygen consumption following acute aerobic and resistance exercise in women who are lean or obese. *J Strength Cond Res* **18**, 410-415.

Di Bello V, Pedrinelli R, Giorgi D, Bertini A, Talarico L, Caputo MT, Massimiliano B, Dell'Omo G, Paterni M & Giusti C. (1997). Ultrasonic videodensitometric analysis of two different models of left ventricular hypertrophy. Athlete's heart and hypertension. *Hypertension* **29**, 937-944.

Dolezal BA & Potteiger JA. (1998). Concurrent resistance and endurance training influence basal metabolic rate in nondieting individuals. *J Appl Physiol* **85,** 695-700.

Dolezal BA, Potteiger JA, Jacobsen DJ & Benedict SH. (2000). Muscle damage and resting metabolic rate after acute resistance exercise with an eccentric overload. *Med Sci Sports Exerc* **32,** 1202-1207.

Douglas PS, O'Toole ML, Katz SE, Ginsburg GS, Hiller WD & Laird RH. (1997). Left ventricular hypertrophy in athletes. *The American journal of cardiology* **80,** 1384-1388.

Elliot D, Goldberg L & Kuehl K. (1992). Effects of resistance training on postexercise oxygen consumption. *Journal of Strength and Conditioning Research* **6,** 77-81.

Gentil P. (2014). *Bases Científicas do Treinamento de Hipertrofia.* CreateSpace, Charleston.

George KP, Batterham AM & Jones B. (1998). Echocardiographic evidence of concentric left ventricular enlargement in female weight lifters. *Eur J Appl Physiol Occup Physiol* **79,** 88-92.

Gillies EM, Putman CT & Bell GJ. (2006). The effect of varying the time of concentric and eccentric muscle actions during resistance training on skeletal muscle adaptations in women. *Eur J Appl Physiol* **97,** 443-453.

Glowacki SP, Martin SE, Maurer A, Baek W, Green JS & Crouse SF. (2004). Effects of resistance, endurance, and concurrent exercise on training outcomes in men. *Med Sci Sports Exerc* **36,** 2119-2127.

Goldber L, Elliot D & Kuehl K. (1994). A comparison of the cardiovascular effects of running and weight training. *J Strength Cond Res* **8**, 219-224.

Harber MP, Fry AC, Rubin MR, Smith JC & Weiss LW. (2004). Skeletal muscle and hormonal adaptations to circuit weight training in untrained men. *Scand J Med Sci Sports* **14**, 176-185.

Haykowsky MJ, Quinney HA, Gillis R & Thompson CR. (2000). Left ventricular morphology in junior and master resistance trained athletes. *Med Sci Sports Exerc* **32**, 349-352.

Hunter G, Blackman L, Dunnam L & Flemming G. (1988). Bench press metabolic rate as a function of exercise intensity. *J Strength and Cond Res* **2**, 1-16.

Hunter GR, Seelhorst D & Snyder S. (2003). Comparison of metabolic and heart rate responses to super slow vs. traditional resistance training. *J Strength Cond Res* **17**, 76-81.

Ibanez J, Izquierdo M, Arguelles I, Forga L, Larrion JL, Garcia-Unciti M, Idoate F & Gorostiaga EM. (2005). Twice-weekly progressive resistance training decreases abdominal fat and improves insulin sensitivity in older men with type 2 diabetes. *Diabetes Care* **28**, 662-667.

Kraemer WJ, Volek JS, Clark KL, Gordon SE, Puhl SM, Koziris LP, McBride JM, Triplett-McBride NT, Putukian M, Newton RU, Hakkinen K, Bush JA & Sebastianelli WJ. (1999). Influence of exercise training on physiological and performance changes with weight loss in men. *Med Sci Sports Exerc* **31**, 1320-1329.

Kwon HR, Min KW, Ahn HJ, Seok HG, Lee JH, Park GS & Han KA. (2011). Effects of Aerobic Exercise vs. Resistance Training on

Endothelial Function in Women with Type 2 Diabetes Mellitus. *Diabetes Metab J* **35**, 364-373.

Lachance P & Hortobagyi T. (1999). Influence of Cadence on muscular performance during push-up and pull-up exercise. *J Strength and Cond Res* **8**, 76-79.

Lemmer JT, Ivey FM, Ryan AS, Martel GF, Hurlbut DE, Metter JE, Fozard JL, Fleg JL & Hurley BF. (2001). Effect of strength training on resting metabolic rate and physical activity: age and gender comparisons. *Med Sci Sports Exerc* **33**, 532-541.

Melby C, Scholl C, Edwards G & Bullough R. (1993). Effect of acute resistance exercise on postexercise energy expenditure and resting metabolic rate. *J Appl Physiol* **75**, 1847-1853.

Osterberg KL & Melby CL. (2000). Effect of acute resistance exercise on postexercise oxygen consumption and resting metabolic rate in young women. *Int J Sport Nutr Exerc Metab* **10**, 71-81.

Paoli A, Pacelli F, Bargossi AM, Marcolin G, Guzzinati S, Neri M, Bianco A & Palma A. (2010). Effects of three distinct protocols of fitness training on body composition, strength and blood lactate. *J Sports Med Phys Fitness* **50**, 43-51.

Paoli A, Pacelli QF, Moro T, Marcolin G, Neri M, Battaglia G, Sergi G, Bolzetta F & Bianco A. (2013). Effects of high-intensity circuit training, low-intensity circuit training and endurance training on blood pressure and lipoproteins in middle-aged overweight men. *Lipids Health Dis* **12**, 131.

Pratley R, Nicklas B, Rubin M, Miller J, Smith A, Smith M, Hurley B & Goldberg A. (1994). Strength training increases resting metabolic rate and norepinephrine levels in healthy 50- to 65-yr-old men. *J Appl Physiol* **76,** 133-137.

Ross R, Rissanen J, Pedwell H, Clifford J & Shragge P. (1996). Influence of diet and exercise on skeletal muscle and visceral adipose tissue in men. *J Appl Physiol* **81,** 2445-2455.

Ryan AS, Pratley RE, Elahi D & Goldberg AP. (1995). Resistive training increases fat-free mass and maintains RMR despite weight loss in postmenopausal women. *J Appl Physiol* **79,** 818-823.

Spirito P, Pelliccia A, Proschan MA, Granata M, Spataro A, Bellone P, Caselli G, Biffi A, Vecchio C & Maron BJ. (1994). Morphology of the "athlete's heart" assessed by echocardiography in 947 elite athletes representing 27 sports. *The American journal of cardiology* **74,** 802-806.

Sweeney ME, Hill JO, Heller PA, Baney R & DiGirolamo M. (1993). Severe vs moderate energy restriction with and without exercise in the treatment of obesity: efficiency of weight loss. *Am J Clin Nutr* **57,** 127-134.

Thornton MK & Potteiger JA. (2002). Effects of resistance exercise bouts of different intensities but equal work on EPOC. *Med Sci Sports Exerc* **34,** 715-722.

Valente EA, Sheehy ME, Avila JJ, Gutierres JA, Delmonico MJ & Lofgren IF. (2011). The effect of the addition of resistance training to a dietary education intervention on apolipoproteins and diet quality in overweight and obese older adults. *Clin Interv Aging* **6,** 235-241.

Zachwieja JJ, Toffolo G, Cobelli C, Bier DM & Yarasheski KE. (1996). Resistance exercise and growth hormone administration in older men: effects on insulin sensitivity and secretion during a stable-label intravenous glucose tolerance test. *Metabolism* **45,** 254-260.

Palavras finais

Eu costumo começar e terminar minhas palestras definindo dois termos encontrados no título deste livro:

- Mito: Imagem simplificada, frequentemente ilusória, que grupos humanos elaboram ou aceitam e que tem papel determinante no seu comportamento.
- Paradigma: Modelo que serve como parâmetro de referência para uma ciência. É a percepção geral e comum – não necessariamente a melhor – que se tem sobre algo.

Observe como ambos estão amplamente presentes em nossa realidade e perceba também sua associação com o que foi apresentado no livro. Com relação ao mito, é fácil notar que a criação de uma imagem simplificada do nosso metabolismo, com a utilização de uma associação linear da queima de gordura e do gasto de energia com a perda de gordura a longo prazo, gerou um papel determinante em nosso comportamento: a prescrição de atividades aeróbias, preferencialmente de baixa intensidade e longa duração. Esses conceitos levaram ao que denominei anteriormente abordagem aeróbia, mas também poderia ser definido como Paradigma Aeróbio, tendo em vista que a utilização de exercício aeróbio para emagrecer, bem como a visão de que essa seria a melhor forma, por vezes até sugerida como a única via de se promover perda de gordura corporal, se tornou a percepção geral e comum de se analisar a associação entre exercício e emagrecimento.

Apesar dos paradigmas serem criados de acordo com os conhecimentos técnicos de determinada época, muitas vezes são mantidos devido a outros aspectos, como apego emocional, senso comum ou mesmo apelo religioso. Durante anos, por exemplo, se acreditou que a terra era plana e que seria possível viajar até um ponto no qual simplesmente ela terminaria. Tal forma de ver o Mundo era a percepção geral e comum naquele momento histórico.

De fato, era tão fortemente aceita que uma simples menção contrária poderia levar o "herege" à morte. Atualmente, o questionamento de paradigmas já não leva a consequências tão graves em nossa sociedade, no entanto, ainda é muito difícil conseguir fazer com que outras pessoas vejam as limitações de um modelo que usam e pelo qual têm forte apego.

Ao longo do livro, foram apresentadas diversas evidências que nos fazem questionar alguns mitos e paradigmas extremamente presentes em nossas vidas. Os questionamentos fazem emergir a necessidade de se construir um modelo que possa promover melhor entendimento do processo de emagrecimento e, consequentemente, se formularem estratégias mais eficientes para promover a perda de peso e de gordura corporal. Tendo em vista os perigos do excesso de peso, bem como os riscos e transtornos associados, é urgente que modelos sejam mudados e novas teorias, propostas. Espero que este livro tenha auxiliado na revisão crítica dos modelos antigos e na construção de novos.

CPSIA information can be obtained
at www.ICGtesting.com
Printed in the USA
FSOW04n0847140617
35201FS